Practical Rehabilitation for
Major Neurocognitive Disorder

認知症の標準的解釈とリハビリテーション介入

著 金谷 さとみ

文光堂

はじめに

　「痴呆」と呼ばれていた時代，リハビリテーション専門職の数は非常に少なく，通常のリハビリテーション病院では脳卒中や脊髄損傷や難病が優先され，失行・失認などのリハビリテーションは行われていたものの，認知症のリハビリテーションは積極的に行われてはいなかった．一般的には認知症に対する偏見も存在した．その頃に比べると，現在は国民の多くが認知症を正しく理解し，認知症のケアも適切に提供されるようになった．なかでも介護保険制度導入後のグループホームの急激な拡充は，認知症施策のなかで最も大きな役割を果たしたといっても過言ではない．また，認知症の予防施策も科学的根拠に基づき的確に実施され，ここ数年で認知症予防に対する国民の意識は大きく変化したと実感できる．過去を知る者にとって，認知症対策のための国の努力は万全であったといえよう．

　現在，リハビリテーション専門職の養成校の増加とともに，若い理学療法士，作業療法士，言語聴覚士の人口が増え，それとともに認知症のリハビリテーションにかかわる専門職人口は圧倒的に増えている．しかし，認知症リハビリテーションの提供内容の整備は十分とはいえない状況にある．その理由のひとつに，認知症が進行すればするほどエビデンス重視の流れとリハビリテーションの効果が合致しないことがあげられる．では，効果とは記憶機能が向上することなのか，落ち着いて生活できることなのか，効果があればそれで良いのか……．認知症はケアの役割が大きいが，それがすべてとも言い切れず，答えも決め手も定まらないことが多い．認知症の人は周囲の環境すべてが敏感に影響するという点において，認知症のケアは子育てと似ている．ただし，子どものようにすべての鍵を握る「母親」はいない．双方に共通することは，昨日解決したとしても，今日はまた新たな問題が生まれ，日々の変化に対応し，奮闘し続けても「これで良い．」という答えがない部分である．

　認知症の方々とかかわり続け，筆者も何一つ答えらしきものを見つけてはいないが，適切なケアの提供のなかにあってもリハビリテーションの視点は欠かしてはならないことだけは言い切れる．認知症の人の家族，親族，友人等だけでなく，さまざまな視点を持った複数の専門職が協力してかかわり，あらゆる局面において，さまざまなタイミングでさまざまなケアやリハビリテーションを提供し続けることが，認知症のリハビリテーションではないかと考える．多くの方々が認知症リハビリテーションの一端を担えるよう，そのための何らかの参考として本書を活用してほしい．

2017年4月

金谷さとみ

認知症の標準的解釈とリハビリテーション介入

目次

I まず押さえるべき認知症の標準的解釈　1
1 認知症の背景 ─ 1
2 認知症の診断と治療概要 ─ 5
3 軽度認知障害 (MCI) ─ 10
4 認知症の疾患別タイプと特徴 ─ 12

II 認知症の症候をどう捉えるか　14
1 認知症の症候の捉え方 ─ 14
2 認知機能障害 (中核症状) ─ 15
3 BPSD (周辺症状) ─ 23
4 ギャップとズレを埋められず… ─ 27

III 認知症の神経学的所見と運動障害　29
1 認知症患者にみられる神経学的所見 ─ 29
2 認知症患者の運動障害 ─ 33

IV 認知症患者の全体像を捉える ─評価に必要な情報収集─　36
1 全体像をつかむ ─ 36
2 病歴の聴取で現在までの経過を明らかにする ─ 37
3 一度会ってから情報収集を ─ 38
4 本人, 家族, 介護者からの情報収集 ─ 39
5 相手の立場になれるか ─ 40

V 認知症評価をどう進めるか　42
1 認知症評価の考え方 ─ 42
2 認知症のリハビリテーション評価 ─ 43
3 各種評価尺度について ─ 52

VI 評価を介入にどうつなげるか　58
1 評価とアプローチ・支援との関係性 ─ 58
2 経過をたどる ─ 65

Ⅶ 認知症患者の健康管理と支援　66

1 認知症の人の健康管理の重要性 ―― 66
2 服薬について ―― 66
3 水分・食事の摂取量 ―― 67
4 排尿・排便に関すること ―― 68
5 睡　眠 ―― 68
6 運動の大切さ ―― 69
7 変化を見逃さない ―― 69
8 低栄養状態，褥瘡，浮腫など ―― 70
9 清潔の保持 ―― 70

Ⅷ 認知症患者の生活環境と支援　72

1 どのような環境が良いか ―― 72
2 風通しの良い環境 ―― 73
3 表示やメモリーエイドなどの工夫 ―― 74
4 高照度光の影響 ―― 75
5 環境の変化に立ち向かう力 ―― 77

Ⅸ 患者本人に対するセラピストの接し方　78

1 認知症高齢者を知る ―― 78
2 対応の基本姿勢 ―― 79
3 会話するとき ―― 81
4 判断と説得と否定 ―― 82
5 本人が語る要望は本当の望みなのか ―― 84
6 拒否的な態度に対して ―― 84
7 最も重要な対人交流 ―― 85
8 見透かされている ―― 86

Ⅹ 家族・介護者に対するセラピストのかかわり方　87

1 家族支援の重要性 ―― 87
2 家族の心理 ―― 87
3 ピアサポート (peer support) ―― 89
4 こんなときどう支えるか ―― 90
5 介護する家族にインセンティブを ―― 92

XI 活動能力への支援とアプローチ　94

1. 要介護高齢者の状態と活動 ── 94
2. 認知症と活動 ── 96
3. 活動性を高める目的は何か ── 96
4. 活動性を高める支援とアプローチ ── 97

XII IADL・ADL 能力への支援とアプローチ　103

1. 高齢者の ADL と IADL の障害について ── 103
2. 認知症と ADL/IADL ── 104
3. IADL/ADL への支援とアプローチ ── 105
4. 日常生活に支障をきたしても… ── 114

XIII 認知機能へのアプローチ　115

1. 認知機能低下の過程と保たれる能力 ── 115
2. アプローチの際の基本姿勢 ── 115
3. さまざまな非薬物療法とリハビリテーション ── 116
4. 認知機能へのアプローチの実際 ── 117

XIV 運動機能へのアプローチ　127

1. 運動機能と活動 ── 127
2. 「歩行」は最も馴染みやすい運動 ── 127
3. 運動機能へのアプローチの実際 ── 128
4. リハビリテーションを阻害する症状と転換期 ── 137
5. 転倒への配慮 ── 138

付記 BPSD への対応について　144

認知症リハビリテーション評価票 ── 147
認知症リハビリテーション評価票（練習用） ── 148
さいごに ── 151
文献 ── 152
索引 ── 156

Ⅰ まず押さえるべき認知症の標準的解釈

1 認知症の背景

1）認知症領域の歴史

　認知症領域の歴史は，用語の歴史についてたどると理解しやすい．現在は「認知症」という呼び名が使用されているが，明治の頃は「老耄性癲狂」が使用されていた．しかし，明治41年，呉秀三教授（精神科）が狂という字を嫌い，老耄性癡呆という語を提唱したとされている．それが痴呆の由来であり，老年痴呆（senile dementia）と呼ばれていた時期もある．戦後長年にわたり「痴呆」が使用されていたが，差別的であるという厚生労働大臣への要望書の提出を受けて，2005年より行政用語，一般用語として現在の「認知症」が使用されるようになった[1]．
　海外では，1906年にAlois Alzheimerによって初老期発症の疾患としてアルツハイマー病という名称が使用され，early on set dementiaとlate on set dementiaが区別されるようになった．和訳すると若年性認知症と老年性認知症であるが，これらはあくまでもアルツハイマー病のことであり，認知症全般の用語ではないので注意しなければならない．そのため，日本認知症学会により認知症の発症年齢による定義が明確にされている（**表1**）．

2）認知症の分類と原因

　認知症（dementia）は「状態」に対する診断であって，病理学上認知

表1 認知症の発症時期による分類（日本認知症学会）

18〜39歳	若年期認知症
40〜64歳	初老期認知症
65歳以降	老年期認知症

症という疾患は存在しない．認知症の発症にはさまざまな背景疾患が存在する．

　認知症の分類には，前述したような発症年齢による分類（**表1**），病変の主座がどこにあるかによる分類，成因による分類などがある．認知症ガイドラインの分類（**表2**）によれば，中枢神経変性疾患としてアルツハイマー型認知症（Alzheimer's disease：AD），前頭側頭型認知症（frontotemporal dementia：FTD），レビー小体型認知症（dementia with Lewy bodies：DLB），進行性核上性麻痺（progressive supranuclear palsy：PSP），ハンチントン舞踏病（Huntington's disease：HD）があげられており，血管性認知症（vascular dementia：VaD）によるもの，脳腫瘍，正常圧水頭症，神経感染症，内分泌機能異常症，欠乏性，中毒性，代謝性などがあり，きわめて多彩である[2]．

　認知症疾患の概念を**図1**に示す．高齢者では，脳の老化と密接に関連する認知症がほとんどを占めており，近年になってからは，アルツハイマー型認知症（AD），レビー小体型認知症（DLB），脳血管性認知症（VaD）が3大疾患と呼ばれている．DLBの診断，治療の発展に貢献したことで知られる小阪[3]によれば，その割合はそれぞれADが50％，DLBが20％，VaDが15％と3大疾患が認知症のほとんどを占めている（**図2**）．

　内閣府の「平成24年版高齢社会白書」によると2011年10月の65歳以上人口は2,975万人（高齢化率23.3％），75歳以上人口は1,471万人（11.5％）であった．このうち，認知症患者の有病率は8〜10％程度，65〜69歳で1.5％，以後5歳ごと倍に増加し，85歳では27％に達すると推定され，認知症患者は2020年に325万人まで増加すると予測されている[4]．

表2 認知症や認知症様症状をきたす主な疾患・病態

1. 中枢神経変性疾患
   Alzheimer 病
   前頭側頭型認知症
   Lewy 小体型認知症/Parkinson 病
   進行性核上性麻痺
   大脳皮質基底核変性症
   Huntington 病
   嗜銀性グレイン型認知症
   辺縁系神経原線維型認知症
   その他
2. 血管性認知症（VaD）
   多発梗塞性認知症
   戦略的な部位の単一病変による VaD
   小血管病変性認知症
   低灌流性 VaD
   脳出血性 VaD
   慢性硬膜下血腫
   その他
3. 脳腫瘍
   原発性脳腫瘍
   転移性脳腫瘍
   癌性髄膜症
4. 正常圧水頭症
5. 頭部外傷
6. 無酸素あるいは低酸素脳症
7. 神経感染症
   急性ウイルス性脳炎（単純ヘルペス，日本脳炎等）
   HIV 感染症（AIDS）
   Creutzfeldt-Jakob 病
   亜急性硬化性全脳炎・亜急性風疹全脳炎
   進行麻痺（神経梅毒）
   急性化膿性髄膜炎
   亜急性・慢性髄膜炎（結核，真菌性）
   脳膿瘍
   脳寄生虫
   その他
8. 臓器不全および関連疾患
   腎不全，透析脳症
   肝不全，門脈肝静脈シャント
   慢性心不全
   慢性呼吸不全
   その他
9. 内分泌機能異常症および関連疾患
   甲状腺機能低下症
   下垂体機能低下症
   副腎皮質機能低下症
   副甲状腺機能亢進または低下症
   Cushing 症候群
   反復性低血糖
   その他
10. 欠乏性疾患，中毒性疾患，代謝性疾患
    慢性アルコール中毒
    （Wernichke-Korsakoff 症候群，ペラグラ，Marchiafava-Bignami 病，アルコール性）
    一酸化炭素中毒
    ビタミン B_{12} 欠乏，葉酸欠乏
    薬物中毒
    A）抗癌薬（5-FU，メトトレキサート，カルモフール，シタラビン等）
    B）向精神薬（ベンゾジアゼピン系，抗うつ薬，抗精神病薬等）
    C）抗菌薬
    D）抗痙攣薬
    金属中毒（水銀，マンガン，鉛等）
    Wilson 病
    遅発性尿素サイクル酵素欠損症
    その他
11. 脱髄性疾患等の自己免疫性疾患
    多発性硬化症
    急性散在性脳脊髄炎
    Behçet 病
    Sjögren 症候群
    その他
12. 蓄積症
    遅発性スフィンゴリピドーシス
    副腎皮質ジストロフィー
    脳腱黄色腫症
    neuronal ceroid lipofuscinosis
    糖原病
    その他
13. その他
    ミトコンドリア脳筋症
    進行性筋ジストロフィー
    Fahr 病
    その他

（文献 9）より引用）

3）Treatable dementia[1]

　　正常圧水頭症による認知症がシャント術により改善することが明らかになり（1965 年），治療可能な認知症 treatable dementia という概念

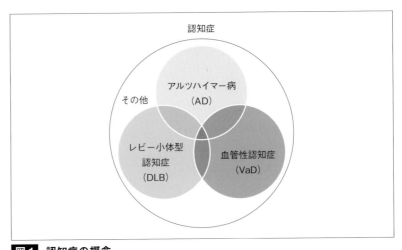

図1 認知症の概念
アルツハイマー病と認知症は同義ではない.

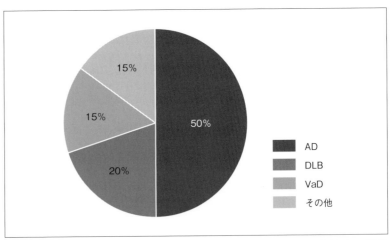

図2 認知症の発生割合 （文献3）より引用）

が重要視されるようになった．認知症患者の10〜30％にtreatable dementiaが含まれるとされ，多いものは甲状腺機能低下症と薬剤性の認知症である．これらは早期発見により改善する可能性があり，認知症の鑑別診断では必ずその可能性や関与を検討しておかなければならない．**表3**にtreatable dementiaの一般的特徴について述べる．また，treatable dementiaをきたす主な原因疾患は，頭蓋内の占拠的病変，中枢神経系感染症，炎症性・自己免疫性疾患，内分泌疾患，薬物中毒，金属・化学物質中毒，アルコール，うつ病などである．

　リハビリテーションの現場では，treatable dementiaは高齢者の骨折や手術をきっかけによく見受けられ，なかには入院するだけで発症す

表3 treatable dementia の一般的特徴

①発症から来院までの期間が比較的短い．進行が速く，数日から数週間の間にADLに支障をきたすまでに至る．
②症状の変動（日内変動や日々の変動）が比較的大きい．
③症状は記憶障害が比較的軽度で注意力，集中力，覚醒度の低下が多くなり，意識障害やせん妄による認知機能低下の様相が強くなる．

表4 リハビリテーションの現場で多い treatable dementia

もともと認知症のない高齢者が…
・骨折や手術などをきっかけに一時的に認知症症状を呈した．
・肺炎で入院し高熱が続き安静にしていたところ，肺炎完治後に認知症症状を呈した．
＊リハビリテーションの場面では，このようなケースが多く，その場合，早期介入で改善する可能性が高い．治療が遅れると不可逆的な脳の損傷となり認知症となる．丁寧に病歴やどのようにその症状が始まったかを聞き取ることが重要である．
改善可能性予測のポイント
「認知症状がいつ始まり，進行の速さはどうであったか」
「どれくらいの期間，認知症状が継続しているか」
「症状が出てから悪化しているか，変化なしか，改善しているか」

ることもある．このような場合，1日でも早くリハビリテーション介入あるいは活動性を高めるケアが必要になる．遷延して認知症になってしまうと treatable ではなくなってしまうが，リハビリテーションにより回復の余地はあると捉えることはできる．改善を導くリハビリテーションではその改善の可能性（予測）を明確に把握しておくことは重要である．リハビリテーションを実施するうえでの treatable dementia の改善可能性の予測は筆者の経験から**表4**のようになる．

2 認知症の診断と治療概要

1）認知症の捉え方（DSM-5 より）

　American Psychiatric Association による精神疾患の分類と診断の手引きが，2013年に改定出版され（DSM-5），この版では dementia という単語は neurocognitive disorder（NCD）に置き換えられ，dementia は下位分類の中で継続して使用されている．neurocognitive disorder は大きく major neurocognitive disorder（認知症）と mild neurocognitive disorder（軽度認知障害）に分けられた[5]．

　DSM-5 の診断基準を**表5**に示す．認知症と軽度認知障害の違いの部分を下線で引いたが，判断のポイントになるのは IADL（手段的ADL）が自立か否かであろう（IADL の評価表は別項）．今回の改訂では，DSM-IV で記憶障害，失語，失行，失認，遂行機能だったドメインが，複雑な注意，遂行機能，学習と記憶，言語，認知と運動機能，社会的認

表5 DSM-5の診断基準

<認知症：major neurocognitive disorder>
A. 1つ以上の認知領域（複雑な注意，遂行機能，学習と記憶，言語，認知と運動機能，社会的認知）において，以前の行為水準から有意な認知の低下があるという証拠が以下に基づいている．
  (1) 本人，本人をよく知る情報提供者，または臨床家による有意な認知機能の低下があったという懸念，および
  (2) 可能であれば標準化された神経心理学的検査に記載された，それがなければ他の定量化された臨床的評価によって実証された認知行為の障害
B. 毎日の活動において，認知欠損が自立を阻害する（すなわち，最低限，請求書を支払う，内服薬を管理するなどの，複雑な手段的日常生活動作（IADL）に援助を要する．
C. その認知欠損は，せん妄の状況でのみ起こるものではない．
D. その認知欠損は，他の精神疾患によってうまく説明されない．（例：うつ病，統合失調症）

<軽度認知障害：mild neurocognitive disorder>
A. 1つ以上の認知領域（複雑な注意，遂行機能，学習と記憶，言語，認知と運動機能，社会的認知）において，以前の行為水準から軽度の認知の低下があるという証拠が以下に基づいている．
  (1) 本人，本人をよく知る情報提供者，または臨床家による軽度の認知機能の低下があったという懸念，および
  (2) 可能であれば標準化された神経心理学的検査に記載された，それがなければ他の定量化された臨床的評価によって実証された認知行為の軽度の障害
B. 毎日の活動において，認知欠損が自立を阻害する（すなわち，最低限，請求書を支払う，内服薬を管理するなどの，複雑な手段的日常生活動作は保たれるが，以前より大きな努力，代償的方略，または工夫が必要であるかもしれない．）
C. その認知欠損は，せん妄の状況でのみ起こるものではない．
D. その認知欠損は，他の精神疾患によってうまく説明されない．（例：うつ病，統合失調症）

DSM-5のなかで，認知症に相当する major neurocognitive disorder の章は，DSM-Ⅳから最も大きく改変された部分であり，dementia という用語が廃止され，代わって major neurocognitive disorder という用語が導入され，mild neurocognitive disorder も導入された．下線は認知症と軽度認知障害の違いの部分である．
＊ IADL（instrumental activity of daily living）：『手段的日常生活動作』と訳され，日常生活を送るうえで必要な動作のうち，ADLより複雑で高次な動作をさす．例えば，買い物や洗濯，掃除等の家事全般や，金銭管理や服薬管理，外出して乗り物に乗ること等である．

（文献5）より引用）

知に変わった点にも留意が必要である．ドメインの項目を確認するために表6に評価内容について記載した．DSM-5の神経認知領域の定義は，臨床的閾値や診断の基礎となるので参考にしてほしい．

2）認知症の診断

認知症という言葉は症状名であり，疾患名ではない．そのため，診断

表6 DSM-5：神経認知領域：ドメインとその評価の概要

認知領域	評価の例
複雑性注意 (持続性注意，分配性注意，選択性注意，処理速度)	持続性注意：一定時間の間，音がするたびボタンを押す． 選択性注意：数字と文字が読み上げられるのを聞きながら文字だけを数えてもらう． 分配性注意：同じ時間内で2つの仕事に対応する． ＊処理速度〜課題中の時間を計測することで定量化できる．
実行機能 (計画性，意思決定，ワーキングメモリ，フィードバック/エラーの訂正応答，習慣無視/抑制，心的柔軟性)	計画性：連続している絵や対象物の配置を説明する． 意思決定：競合する選択肢に直面したときの決断過程を評価する． 　　　　　課題の実行（例：疑似ギャンブルなど） ワーキングメモリ：短時間，情報を保持しながらそれを操作する． 　　　　　　　　　（例：単語の逆唱など）
学習と記憶 〈即時記憶，近時記憶（自由再生，手がかり再生，再認を含む），長期記憶（意味記憶，自伝的記憶，潜在学習）〉	即時記憶時間：語または数字のリストを繰り返す． 近時記憶：新しい情報を刻み込む過程を評価する． 　　　　　（例：語のリスト，短い物語，図形等） 検査できる近時記憶の各側面 　1）自由再生 　　できるだけ多くの語，図形，物語の構成要素を思い出させる． 　2）手がかり再生 　　「リストにあった食べ物を全部言ってください．」というように意味的な手がかりを与え再生を促す． 　3）再認記憶 　　「りんごはリストにありましたか．」特定の項目に関して尋ねる．
言語 〈表出性言語（呼称，喚語，流暢性，文法，および構文を含む）と受容性言語〉	表出性言語：呼称（物品や写真），流暢性（「動物」や「か」で始まる言葉をできるだけ多くの語をあげる） ＊文法や構文〜呼称と流暢性の検査中に観察された誤りを標準値と比較して誤りの頻度を評価し，通常の言い誤りとを比較 受容性言語：理解（生物的・無生物的刺激に関して，語の定義や対象を指さす課題）， 　　　　　　言語的指示に従う動作・活動の実行
知覚-運動 (視知覚，視覚構成，知覚-運動，実行，認知を含む)	視知覚：線分二等分課題，図形の識別/図形の組み合わせ 視覚構成：描画，模写，積み木組み立て 知覚-運動：視覚的な手がかりなしに型板の中に積み木を差し込むなど． 実行：身振りを模倣する能力やパントマイム 　　　（さよならと手を振る，金槌の使い方など）
社会的認知 (情動認知と心の理論)	情動認知：正と負の両方の情動を表しているさまざまな顔の表情における情動の識別など

（文献5）p585〜587の表の「認知領域」と「評価の例」を簡略にして掲載）

は2段階に分かれる．第1段階として認知症かどうかの診断，第2段階として原因となる疾患診断である（**図3**）．認知症の診断で最も重要なのは認知症診断における3つの症候学（問診，診察，行動観察）である．このうち，診察には身体的（一般内科的，神経学的）診察と神経心理学

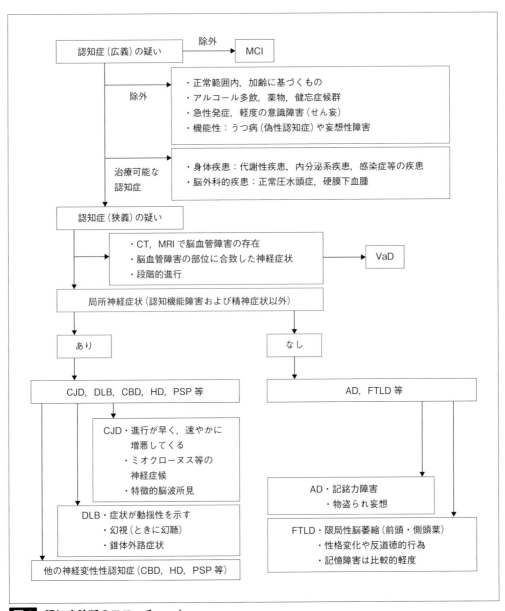

図3 認知症診断のフローチャート

AD＝Alzheimer病，CBD＝大脳基底核変性症 corticobasal degeneration，CJD＝Creutzfeldt-Jakob病，DLB＝Lewy小体型認知症 dementia with Lewy bodies，FTLD＝前頭側頭葉変性症 frontotemporal lober degeneration，HD＝Huntington病，MCI＝軽度認知障害 mild cognitive impairment，PSP＝進行性核上性麻痺 progressive supranuclear palsy，VaD＝血管性認知症 vascular dementia

（文献9）より引用）

的な診察が含まれ，問診，診察，行動観察を綿密に行えば，多くは疾患診断や重症度診断が可能である．これらの症候学的診断を側面から支えるのが，画像診断（CT，MRIなどの形態診断，脳血流SPECTやPETなど），血液検査，脳脊髄液検査，認知機能検査などの補助診断である．

認知症状態とは，脳の器質的な変化によって，それまでに獲得した認知機能が低下し，生活に支障をきたすような状態が続くことであり，脳の器質的な変化だからといって，必ずしも画像で何らかの変化がみられるというわけではない．

鑑別については，心因性のもの，せん妄や精神疾患との鑑別が問題になることが多く，特にうつ病と誤診していることが多いので注意が必要である（うつ病を認知症と誤診することは少ないが，逆は多い）．うつ状態の場合，悲哀感やさみしさを訴え，罪責感や自殺念慮をみせ，行動が減少し，不眠，食欲低下，便秘などが生じやすいが，認知症ではそのような症状はみられない．

3）認知症の治療概要

認知症は進行性，非可逆性の経過を示すと捉えられることが多いが，その経過は進行性，不変，改善のいずれの経過も呈しうるとされ，適切な治療により症状の回復が期待されると考えられる．そのため，認知症治療の前に前述した原因がどれだけ解明されるかが関係してくることはいうまでもない．

治療は，認知機能障害に対する治療と行動・心理症状（behavioral and psycological symptoms of dimentia：BPSD）に対する治療とに大別できるが，まず初めにリハビリテーション，ケア，薬物療法などをどのように施行するかは，担当医の判断によるであろう．しかし，ガイドラインによれば，認知症の薬物療法を開始する前に適切なケアやリハビリテーション介入を考慮するとされているので，処方や依頼があればすぐにリハビリテーションを開始する態勢で臨むことが重要である．

認知症の治療を，**薬物治療**と**非薬物治療**に分けて述べていく．

① 薬物療法

認知症の薬物治療では，過去には主に症状のコントロールを目的とした薬剤（抗不安薬，精神安定薬，抗うつ薬，脳循環代謝改善薬，睡眠導入薬など）が中心であったが，1999年から改善や治療を目的としたコリンエステラーゼ阻害薬のドネペジル（アリセプト®）が唯一の治療薬として知られ，広く使用されていた．しかし，近年の薬物療法の進歩は著しく，2011年には同種のガランタミン，リバスチグミンが販売され，欧米よりも遅れてNMDA受容体拮抗薬（メマンチン）も使用されるよ

表7 認知症に対する非薬物療法

1	認知に焦点をあてたアプローチ	リアリティオリエンテーション，認知刺激療法等
2	刺激に焦点をあてたアプローチ	活動，レクリエーション，芸術，アロマ・ペット療法，マッサージ等
3	行動に焦点をあてたアプローチ	行動異常を観察し評価することに基づいて介入方法を導き出すもの
4	感情に焦点を当てたアプローチ	支持的精神療法，回想法，バリデーション療法，感覚統合等

うになった．コリンエステラーゼ阻害薬（ドネペジル）はすべての認知症に有効で，メマンチンの追加投与が可能である．認知症治療薬は年々進歩し，近年はパッチタイプも使用されるようになっている．このほか，パーキンソン症状には抗ドーパ剤等が，脳血管性認知症にはアスピリン系薬剤などが使用されている[3]．リハビリテーションを実施するうえでは，薬物療法の効果だけでなく，副作用などによる影響を考慮しかかわる必要がある．そのため，薬物療法の内容（薬剤名，分量，投与期間など）を掌握して取り組むことが原則となる．

② 非薬物療法

非薬物治療で標的となるのは，認知，刺激，行動，感情の4つであり（**表7**），用いられる手法は，心理的なもの，認知訓練的なもの，運動，音楽等芸術的なものに分類できるとされている[6]．本書は，非薬物治療を目的とするため，認知症のリハビリテーションの詳細については後述する．さまざまな非薬物療法があり，現在のところいずれも効果を証明するには十分とはいえないが，ごく最近になり，介護予防の取り組みなどから運動効果に関する研究が進み，認知症に対する運動の効果が徐々に知られるようになっている．

3 軽度認知障害（MCI）

軽度認知障害（mild cognitive impairment：MCI）とは，年齢に比して正常とはいえない認知機能低下があるものの，認知症の診断基準を満たさない臨床症候群のことである．前述したDSM-5において，major neurocognitive disorder（認知症）とともにmild neurocognitive disorder（軽度認知障害）が新たに導入されたことで，認知症になる前

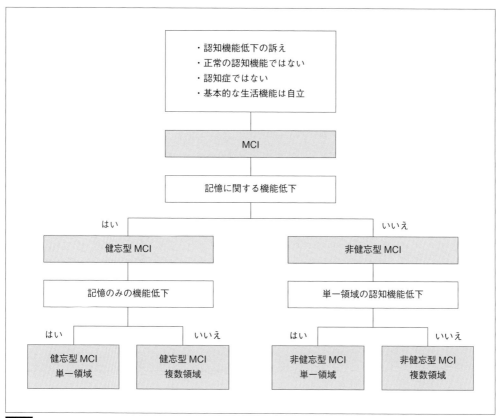

図4 MCI 判定のためのフロー

MCI の判定のためには，①本人や家族から認知機能低下の訴えがある．②認知機能は正常とはいえないものの認知症の診断基準は満たさない．③複雑な日常生活活動（手段的日常生活活動）に障害があっても，基本的な生活機能（食事，整容）は正常である要件を満たす必要がある．なお，MCI は記憶に問題があるかどうか，障害領域が単一領域か複数領域かによって4つのサブタイプに分類される．

（文献10）より引用）

の軽度認知障害を察知することの重要性が伺える．岩田[7]によれば，MCI は DSM-5 の mild neurocognitive disorder（軽度認知障害）の一部であるとしている．

MCI は Petersen[8] らが概念を提唱したことから始まり，最近では**図4**のような判定の流れが主流になっている．ただし判断手順が示されても，「正常」の位置づけ，対象者，評価尺度などの問題が未解明で定型的な診断法はない状態である．MCI の判定で重要なことは，認知症にコンバート（変換）することのないよう，リバート（回復）させることである．MCI の疫学研究はさまざまあるが，高齢者人口における MCI の有症率は 11～17％，MCI と判定された者のうちコンバート率は 10～15％，リバート率は 14～44％ という報告もある[9]．

表8に現在知られている MCI の危険因子と防御因子を述べるが，こ

表8 MCIの治療方針

危険因子	防御因子
糖尿病 中年期の高血圧 脂質異常症 うつ 喫煙など	定期的な運動 知的社会活動 教育 バランスのとれた食生活など

危険因子に介入し，防御因子を強化する．　　　　　　　　　　　　　（文献1）より引用）

れらは認知症に罹患した際でも参考になると思われる．MCIの防御因子を強化する取り組みとして運動があげられており，近年になり，運動介入が注目され，効果もあげている[10]．認知症に罹患した場合も進行の防御策として「運動」がひとつの大きな役割を持つことは明白である．

4　認知症の疾患別タイプと特徴

　認知症のタイプは原因疾患別にさまざまな診断基準や分類があり，それぞれに特徴を持つが，実際には疾患名と特徴が違っていることも多く，混合していることも多いと思われる．
　アルツハイマー病（AD）は脳の変性疾患であり，緩やかに進行し，認知症の症状は全般的に障害される．記憶障害から始まり，近時記憶，エピソード記憶の障害が目立ってくる．進行すると意味性記憶の障害などが出現するが，言語障害は比較的少なく，徘徊や妄想などのBPSDが多い．また，自らの記憶障害を否定し，取り繕いや場合わせ反応がある．
　血管性認知症（VaD）は血管の梗塞等により階段状に進行し，進行の個人差は大きい．自発性低下，動作の緩慢さ，性格変化などの意識の障害から始まり，病識，判断力，理解力，エピソード記憶，社会的人格なども比較的保たれやすい．「まだら」と呼ばれる症状の変動があり，麻痺や失語，失行・失認などの脳病変を特定できる症状がみられることがある．
　レビー小体型認知症（DLB）は自律神経症状の便秘が多いのが特徴で，記憶障害よりも注意障害，遂行機能障害，視覚認知障害が目立つ．うつ症状もみられることがあり，記憶障害は覚醒レベルの変動とともに変動しやすい．鮮明な人や動物や昆虫などの幻視が特徴的で，パーキンソン様の動作障害を伴い転倒することも多い．服薬の効果が大きいのも特徴である．

表9 主な認知症の鑑別ポイント

	AD	DLB	FTLD	VaD
好発年齢	40～60歳，75歳以上の2つのピーク	60～70歳	50～60歳	なし
性差	1：1.2	1.5：1	1：1	2：1
初発症状の特徴	記憶障害 遂行障害	パーキンソニズム 睡眠障害 初期には記憶障害は目立たない	換語困難 意欲低下 脱抑制的行動 記憶障害	運動麻痺 記憶障害
臨床症状の特徴	エピソード記憶の障害 自己評価の障害	症状の日内変動 易転倒性 幻視	失語 常同行動 食行動の異常 時に家族性あり 病識の高度の消失	階段状，突発性の症状 変動 進行の停止
経過	緩徐に進行 身体合併症により悪化	変動しながら進行性に悪化 ADよりも経過が早い また易転倒性による骨折も悪化要因となる	緩徐に進行 SDやPNFAも最終的にはFTDの特徴を呈してくる	段階的，突発的に悪化 一方で進行がほとんどみられない時期も
代表的な診断基準	NINCDS-ADRDA Neurology 34：939-944，1984	McKeithらの診断基準 Neurology 65：1863-1872，2005	Lund Manchester Group J Neurol neurosurg Psychiatry 57：416-418，1994	NINDS-AIREN Neurology 43：250-260，1993

AD＝アルツハイマー型認知症，DLB＝レビー小体型認知症，FTLB＝前頭側頭葉変性症，VaD＝血管性認知症，SD＝意味性認知症，PA（PNFA）＝進行性非流暢性失語，FTD＝前頭側頭型変性症　　　（文献12）より引用）

　前頭側頭葉変性症（FTLD）は病変主座により前頭側頭型変性症（FTD），意味性認知症（SD），進行性非流暢性失語（PNFAまたはPA）に分類され，前頭葉および側頭前方部の変性に伴うさまざまな症状が出現する．FTDでは無気力（前頭葉外側面）を主体とする症状と脱抑制（無作法，病識欠如など）に起因する理解しがたい反道徳的行為などがみられ，記憶障害は比較的軽度である．常同行動（徘徊等），保続（同じ行為や言葉を繰り返す），食行動異常などもみられる．SDでは意味性失語が，PNFAは非流暢性失語が特徴的である[11]．

　疾患ごとの詳細な解説はここでは省くが，特徴的な認知症を受け持った際には，その疾患について詳細に調べて，リハビリテーション実施の参考にするとよい．主たる認知症のタイプとその特徴を**表9**に述べる[12]．

II 認知症の症候をどう捉えるか

1 認知症の症候の捉え方

　近年,認知症の症候に関する知識は広く知られるようになった(**図1**).中核症状とは疾患群としての認知症そのものの症状であり,記憶障害,失語・失行・失認,遂行機能障害,生活機能障害などのいわゆる認知機能障害のことである.ほぼ全例に認められる症状で,脳の変性等の進行に伴い,症状も増悪・進行する.周辺症状は,幻覚や妄想,抑うつ,不安などのいわゆる精神症状と,徘徊や興奮,攻撃性,無為などのいわゆる行動症状に大別され,行動・心理症状(behavioral and psychological symptoms of dementia:BPSD)と呼ばれる.周辺症状が中核症状と異なるのは,全例に認められるものではなく,症状が消長すること,多くが周囲とのかかわりに影響を受ける特徴をもつことである.認知症のリハビリテーションでは,中核症状および周辺症状の改善・悪化予防が基本方針となるが,どちらかといえば周辺症状への効果が期待される.これら2つの症候は互いに影響しあうことも忘れてはならない.

　森[1]は「認知症は大脳の病変によってもたらされる症候群であり,Ⅰ 神経学的症候,Ⅱ 神経心理症候,Ⅲ 行動異常・精神症状の3つの側面を持ち,各疾患に特徴的な症候が画像やその他の検査とともに重要な手がかりとなる.」とし,3つの症候の特徴的な徴候・症状をまとめている.疾患別の特徴を捉えやすいので参考になる(**表1**).ここでは,馴染みのある中核症状と周辺症状(表中ⅡとⅢの症候)について述べ,表中Ⅰの神経学的症候については次項で述べることとする.

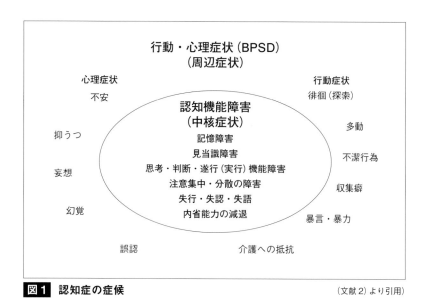

図1 認知症の症候　　　　　　　　　　　　　　　　（文献2）より引用）

2　認知機能障害（中核症状）

　認知症の中核症状はいわゆる認知機能障害のことであり，記憶障害，失語・失行・失認，遂行機能障害，そのために起こる生活機能障害などがある．

1）記憶障害

　認知症の中核症状は，何といっても記憶障害が主体となる．最も罹患率の高いアルツハイマー型認知症（AD）では必発し，エピソード記憶が進行性に増悪する．しかし，レビー小体型認知症ではエピソード記憶の障害は軽く，前頭側頭葉変性症ではエピソード記憶は保たれ，意味記憶の障害が前面に出ることが多い．このように，疾患による違いはあるが，記憶障害を中心とした認知機能障害を初期の段階から正確に把握し，評価を継続的にみることは，認知症の進行の程度を把握することにもなるため重要である．記憶は，記銘（registration），把持（retention），想起（recall）の3過程からなる．記銘は情報の入力であり，意識や注意に障害があると記銘できない．一度記銘された情報を保存することを把持といい，把持されている情報を取り出すことを想起という（**図2**）．

　老化による単なる「物忘れ」との区別では，記憶の3過程の想起には，

表1 認知症の3つの側面（代表的な認知症とそれらに特徴的な徴候）

	AD	FTLD	DLB/PDD	PSP	CBD	SIVD	iNPH
Ⅰ 神経学的症候							
歩行障害			○	○	○	○	○
錐体外路徴候			○	○	○	○	
錐体路徴候		○		○	○	○	
把握反射, gegenhalten		○	○	○	○		○
眼球運動障害				○	○		
筋萎縮		○					
自律神経異常			○				
Ⅱ 神経心理症候							
注意障害		○	○	○	○	○	○
思考速度低下			○	○	○	○	○
言語障害（失語）	○	○	○	○	○		
構成障害・頭頂葉症候	○		○		○		
視覚認知・視空間認知障害	○		○		○		
皮質性感覚障害					○		
Ⅲ 行動異常・精神症状							
妄想	○		○	○			
幻覚			○				
うつ	○		○	○		○	
多幸症		○		○			
常同行動, 環境依存症候群		○		○	○		
脱抑制行動		○		○		○	○
REM 睡眠行動障害			○				

AD＝アルツハイマー型認知症 Alzheimer's disease, FTLB＝前頭側頭葉変性症 frontotemporal lobar degeneration, DLB＝レビー小体型認知症 dementia with Lewy bodies, PDD＝認知症を伴うパーキンソン病 Parkinson's disease with dementia, PSP＝進行性核上性麻痺 progressive supranuclear palsy, CBD＝大脳基底核変性症 corticobasal degeneration, SIVD＝皮質下血管性認知症, iNPH＝特発性正常圧水頭症 idiopathic normal pressure hydrocephalus

（文献1）より引用）

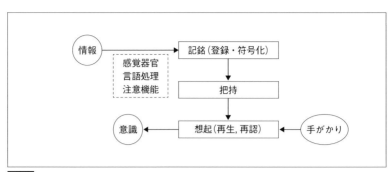

図 2 記憶の過程

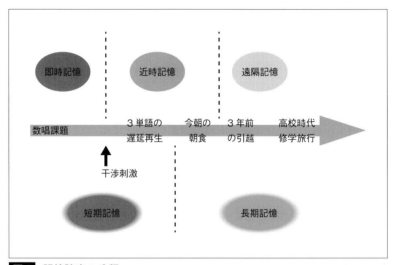

図 3 記憶障害の分類

(文献 4) より引用)

再生（自発的に思い出すこと：自由再生と手がかり再生に分類される．）と再認（選択肢から正しく選択できるなど）があるが，認知症の場合はいずれも障害される．さらに，認知症では病識が乏しく，みずからの記憶障害を否定し，取り繕い行動（そんなことどうでもいいのよ…など）がみられる．

＜記憶障害のさまざまな分類＞

ⅰ）記憶把持時間による分類（**図 3**）

神経学的分類

A 即時記憶（immediate memory）：登録後すぐに再生される記憶．

B 近時記憶（recent memory）：登録後の再生までに干渉が入る（数分・時間〜数日）．

C 遠隔記憶（remote memory）：上記以上の長い間隔で再生される

記憶.
心理学的分類
- 短期記憶（short-term memory）：神経学的分類のAのこと.
- 長期記憶（long-term memory）：神経学的分類のBとCのこと.

ii）記憶内容による分類

A 陳述記憶（declarative memory）：言葉やイメージで再生される記憶（辞書的な記憶）
- エピソード記憶（episode memory）：今朝何を食べたか，どこに行ったかなどの記憶
- 意味記憶（semantic memory）：りんごは赤くて丸い，富士は日本一などの記憶.

B 非陳述記憶（non-declarative memory）：行動として再生される記憶
- 手続き記憶（procedural memory）：自転車をこぐ，泳ぐなどの体で覚える記憶
- プライミング（priming memory）：事前に見たり聞いたりした情報を無意識的に後の情報に適応させるような記憶（学校といえば教室など）

iii）その他の分類
- 前向性健忘：新しい事実や出来事を覚えられない.
- 逆向性健忘：発症以前の出来事の記憶も障害される.

iv）見当識障害のこと

　見当識障害とは，時間，場所，人物を同定する能力の障害である．見当識は単一の認知機能の指標ではなく，記憶を主たる背景とし，注意や視覚認知や意識などのさまざまな認知機能によって維持されているものである．認知症の多くは，初めに季節や曜日や時間帯（朝昼夜）などを判断する時間の見当識障害が出現し，次にここはどこでなぜ自分はここにいるのかの場所の見当識障害が出現する．（この時すでに本人の不安感は非常に大きくなっているはずである．）さらに，自分の息子を父親と間違えるなどの人物の見当識障害が出現し，最終的には自己の見当識を失うことになり，この「著しい不安」を背景として，BPSDが出現するといっても過言ではない．

2）失語・失行・失認

　　大脳皮質には，運動野，感覚野，視覚野，聴覚野などの直接身体とやり取りする一次領野と，その間を埋めている連合野がある．連合野は場所ごとに役割が異なり，その部位が障害を受けると部位に対応した失語・失行・失認（高次脳機能障害）の症状となる．

　　失語とは，言語に特化した中枢性の機能障害である．認知症にみられる失語には健忘性失語，超皮質性感覚性失語，運動性失語，語義失語がある．ADでは，喚語困難を主徴とする健忘失語を呈する．失語は，前頭葉弁蓋部〜島や側頭葉前方部に局在的萎縮を生じる前頭側頭葉変性症や進行性核上性麻痺だけでなく，優位半球シルビウス裂周囲脳部位に脳萎縮の首座を置く認知症疾患であれば失語を生じる可能性がある．当然，認知症が進行すれば失語症状が出る可能性は高くなる．注目すべきは，認知症初期に言語機能が選択的に障害される意味性認知症（SD）と進行性非流暢性失語（PNFA）である（いずれも近年は前頭側頭葉変性症の失語分類を念頭においた一つの臨床表現とみなされている）．前者はADLがある程度自立しているが，日常の「はがき」「電話」などの単語の語義の理解ができなくなる失語症状で，特に比喩的な表現の理解が難しくなる．後者は構音の不規則な障害や流暢性の障害などの運動性失語像を呈する．

　　失行とは，四肢に運動障害はないにもかかわらず行動・行為がうまくできなくなることであり，洋服がうまく着られない（着衣失行），物品をうまく使えない（観念失行），うまく行動できない（観念運動失行），図形をかたち作れない（構成失行）などがある．失認とは，感覚器の障害がないにもかかわらず，それを認知・識別できない状態である．視力が障害されていないにもかかわらず物体を認知できない視空間失認，身内の顔を見ても誰かわからない相貌失認などがある．失行も失認も日常のさまざまな場面で困難に直面するため日常生活が困難になる．

　　認知症の失語・失行・失認は，脳卒中などのように病変部位を示唆するような巣症状が出現することはないが，認知症はいわゆる大脳皮質の広範囲な損傷であるため，記憶障害を含めて多彩な高次脳機能障害が出現する．よって，失語・失行・失認の症状であっても明確に分類できない複雑な症状であることが多く，記憶障害や遂行機能障害などとの関係を明確にすることは困難なことが多い．

表2 遂行機能障害

IADL 手段的日常生活活動	障害の例
金銭管理	ATMを操作できない，確定申告ができない，カードの利用方法がわからない
服薬管理	処方された通りに服薬できない，かかりつけの医者に症状をうまく伝えられない
買い物	複数の物品が買えない，適切な店で品物を買えない，割引などを利用できない
調理	献立を考えて必要な人数分の調理ができない，味付けができない
仕事	仕事の段取りが悪くなるが自覚していない，複数の仕事をこなせない
趣味など	自分で計画を立てて旅行に行けない，携帯電話やリモコンの操作方法がわからない，自動車運転で不注意な事故が増える，洗濯しながら料理するなど1つの行動ならばできても，2つの行動になると同時にできない

(文献4）より引用）

3）遂行機能障害（段取りの障害）

　遂行機能とは目的を持った一連の活動を効果的に成し遂げるために必要な機能である．遂行機能障害は段取りの障害ともいわれ，何をすべきかを考え，どのような解決法があるかを考え，適切な計画を決め，妥当な行動を実行し，適切に反省評価するといった一連の行動である（遂行機能障害を前頭葉機能が関連するという立場と前頭葉との関連を重視しない立場がある）．手段的日常生活動作能力（IADL）や日常生活動作能力（ADL）に支障をきたすことになる．例えば，人数分の料理，テレビのリモコン操作などができない，複数の仕事がこなせない，などの困難が生じる（**表2**）．ただし，アパシー（次項を参照）ではないことに注意しなければならない．

　遂行機能障害の有無は，情報収集だけで十分に把握できるものであるが，その特徴や程度を把握する必要がある場合は，遂行機能障害症候群の行動評価であるBADS（behavioral assessment of dysexecutive syndrome）やスクリーニング評価のFAB（Frontal Assessment Battery）などがあり，注意機能の障害はTrail Making Test（TMT）（**図4**

II 認知症の症候をどう捉えるか

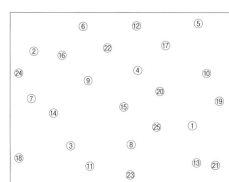
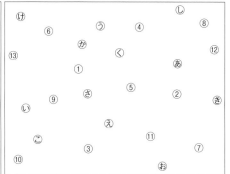

図4 TMT
左：日本語版 TMT-A（注意の選択性課題：60歳台健常者の平均値は157.6秒）．①から㉕までの数を順番にペンなどでつないでいく（誤反応と所要時間を把握する）．
右：日本語版 TMT-B（注意の転換性と分配性の課題：60歳台健常者の平均値は216.2秒））．①→あ→②→いのように数字と仮名を交互につないでいく（誤りを訂正して最後まで実施）．

（文献7）より引用）

やかなひろいテスト（**図5**）などで把握できる．

＜複雑性注意＞

　DSM-Ⅳで記憶障害，失語，失行，失認，遂行機能だったドメインが，DSM-5では複雑な注意，遂行機能，学習と記憶，言語，認知と運動機能，社会的認知にかわったが，新たに加わった複雑な注意（複雑性注意）について述べていく．

　複雑性注意の症状は，複数の刺激（テレビ，ラジオ，会話など）のある環境で容易に気が散る，入力を限定または単純化しない限り注意することができない，暗算ができない，すべての思考に通常より長く時間がかかる，などである．そしてDSM-5では，その評価として以下のように分類し，持続時間や正答数などで定量化できるとされている．

　持続性注意：一定時間のあいだに音がするたびボタンを押すなどの行為ができるか．
　選択性注意：数字と文字が読み上げられているのを聞いて文字だけ数えてもらう．
　分配性注意：読まれている物語を聞きながら速くタッピングをする．

21

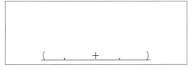

図5 かなひろいテスト
話の意味を読み取っていきながら同時に「あ，い，う，え，お」を見つけ出し○をつけていく．
認知症の疑いあり―60歳台：10個以下，70歳台：9個以下，80歳台：8個以下

(文献8)より引用

4）生活機能障害（ADLとIADLの障害）

　認知症の生活機能障害を「認知症にみられる日常生活上の障害で，明らかな運動障害や感覚障害を伴わないことが一般的である…．」と定義することもあるが，認知症は脳の広範囲の損傷が引き起こす症状であるため，進行すれば運動障害や感覚障害が発症する確率は高く，それが原因で生活障害をきたすようになる．DSM-5の診断基準では，認知症では生活機能に「援助が必要」とし，軽度認知障害では「何らかの努力や工夫が必要」とするなど，認知症か軽度認知障害かを判断する指標となるため，ADLとIADLの正確な評価と分析は欠かせない．

　いずれにしても，生活機能障害は認知症のあらゆる症状が原因で引き起こされており，その原因を解明しなければ適切なリハビリテーションを実施することはできない．この基本は認知症においても他の疾患と何

```
┌─────────────────────────────────────────────────────────────┐
│              ╭──────────────────────────────╮               │
│              │           精神症状            │               │
│              │                              │               │
│              │ 妄想（物盗られ妄想，被害妄想，嫉妬妄想など）│
│              │   幻覚（幻視，幻聴など）       │               │
│              │ 誤認（ここは自分の家ではない，配偶者は偽者であるなど）│
│              │ 感情面の障害（抑うつ，不安，興奮，アパシーなど）│
│              ╰──────────────────────────────╯               │
│                                                              │
│                     ╭──────────────────────────────╮         │
│                     │           行動症状            │         │
│                     │                              │         │
│                     │   焦燥 不穏状態 叫声 拒絶    │         │
│                     │       攻撃性（暴行，暴言）    │         │
│                     │ 活動障害（徘徊，常同行動，無目的行動，不適切行動）│
│                     │   食行動の異常（異食，過食，拒食）│     │
│                     │ 睡眠覚醒障害（不眠，レム睡眠行動異常）│  │
│                     ╰──────────────────────────────╯         │
│                                                              │
│ ①活動性亢進の要素が強くかかわる症状：易刺激性，焦燥・興奮，脱抑制および異常行動など│
│ ②精神病症状の要素が強くかかわる症状：妄想，幻覚および夜間行動異常など│
│ ③感情障害が強くかかわる症状：不安，抑うつおよび多幸感など    │
│ ④アパシーが強くかかわる症状：アパシー，夜間行動異常および食行動異常など│
└─────────────────────────────────────────────────────────────┘
```

図6 BPSD の分類

ら変わりはない．

3　BPSD（周辺症状）

　BPSD は，幻覚や妄想，抑うつ，不安などの精神症状，徘徊や興奮，攻撃性，無為などの行動症状の2つに大別される（**図6**）．中核症状と異なるのは，BPSD は全例に認められるものではなく，症状が消長すること，多くが周囲とのかかわりに影響を受けることである．国際老年精神医学会（International Psychogeriatric Association：IPA）の分類によれば，BPSD の症状は出現頻度と介護負担によりグループ分けがなされている（**表3**）[3]．グループⅠとⅡに属する症状は日常生活や介護の場面でさまざまな支障と混乱をきたし，かつては「問題行動」と呼ばれていたものである．各 BPSD の出現頻度ではグループⅢの無気力・無為（アパシー）が高頻度に出現するとされている．

　BPSD の成因には，脳の器質性変化によるものと周囲とのかかわりの中で反応性に消長するものがあり，特に後者についての評価と対応が

表3 BPSD の IPA 分類

	グループⅠ 厄介で対処が 難しい症状	グループⅡ やや処置に 悩まされる症状	グループⅢ 比較的処置 しやすい症状
心理症状	妄想 幻覚 抑うつ 不眠 不安	誤認	
行動症状	身体的攻撃性 徘徊 不穏	焦燥 不適切な行動 性的脱抑制 部屋のなかを行き来 喚声	泣き叫ぶ ののしる 無気力 繰り返したずねる シャドーイング

IPA：International Psychogeriatric Association.

重要視されている．患者は認知症による記憶障害をはじめとした中核症状により日々の生活で思い通りにならないことが増え，混乱や困惑から不安になる．この不安感に対して，周囲の不適切なかかわりが作用してBPSDが起こることも多いと考えられている（**図7**）．認知症患者の基本的な心理状態は「不安」であると考え，本人の不安を軽減して安心感を与える対応とリハビリテーションなどが重要になる．

　Neuropsychiatric Inventory（NPI）12項目のBPSDに関する要因分析を行った研究によれば，BPSDは4つの因子に分類することができ，発現基盤や治療を考えるうえで有用であるとしている[5]．以下に4つの分類について述べていく．

1）活動性亢進の要素が強くかかわる症状

　活動性亢進の要素がかかわる症状は，些細なことで不機嫌になり怒りやすいなどの易刺激性からはじまる．易刺激性は軽度認知障害（MCI）の時期からもみられ，アルツハイマー病では3～4割に出現している．不穏な状態となり，出現頻度が高く介護負担の大きな一因となる．これは，物忘れなどから不安などにより起きるもので，さらに適切なかかわりができないと焦燥・興奮へと発展し，増強すると暴言・暴力，拒絶，介護への抵抗などに発展する．

　徘徊は無目的に歩き回る様のことで，ここに分類される．目的を持っ

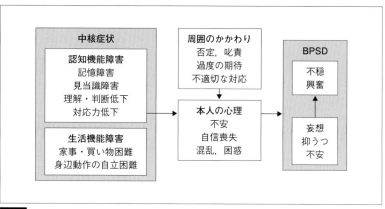
図7 BPSD発現モデル　　　　　　　　　　　　　　　　（文献3）より引用）

て外出し，見当識障害のためにさまよい歩いた徘徊と，自宅や施設を出て無目的にさまよう徘徊とを区別して評価し対応しなければならない．徘徊を「歩行の過剰状態」と解釈し，「何か目的を持った行動を遂行しようとしながらも，行動のまとまりが悪く，行動が終結しない現象を基本症状とする．」とする考え方もある．

　重症度が増すと，活動性亢進は暴言や暴力につながることもあるが，これらは被害妄想的な背景から出現することもあるので注意が必要である．また，収集，放尿・弄便行為などと関連するようになる．

2）精神病症状の要素が強くかかわる症状

　精神病症状の要素とは幻覚や妄想などの症状のことである．幻覚は知覚の障害であり，感覚器への実際の外的刺激が存在しないのに，真の知覚として体験され，そのことについて妄想的確信を持って信じている現象である．認知症に出現する幻覚は，機能的精神病（主に幻聴）とは異なり，幻聴と幻視が同頻度で出現する．レビー小体型認知症では，6～7割に幻覚が出現することで知られている．

　一方，妄想は思考の障害であり，根拠を持たずに確信された観念で，合理的な説明や証拠をもって反論しても訂正しえない状況である．幻覚や妄想はしばしば焦燥や攻撃性と結びつき，介護を困難にする要因のひとつとなる．また，認知症の妄想は，物盗られ妄想が最も多く（特に女性），被害妄想，嫉妬妄想など，高齢期の環境と心理を反映した被害的内容のものが多い．また，誤認妄想は，人物や場所，身体部位など多様

な対象を妄想的に誤認する現象で，人物と場所の誤認に大別される．人物の誤認はレビー小体型認知症において出現率が高く，「妻は偽者で悪い人だ.」などと疑うようになり，他の行動症状につながることもある．

3）感情障害が強くかかわる症状

　不安，抑うつおよび多幸感などの症状である．認知症により認知機能が低下すると普通にできていたことができなくなり，不安を感じるようになる．日常生活が滞ると気持ちに余裕がなくなり，さらに不安が強くなるという悪循環が生じる．不安が焦燥，興奮，他の行動障害に発展することもある．認知症にみられるうつ症状については，アルツハイマー型認知症の半数以上に抑うつ気分が認められ，1～2割にうつ病が合併するといわれている（疾患により異なる）．うつ病から認知症に移行することもある．うつ症状はアパシーとの鑑別が重要となる（p.9参照）．

4）アパシーが強くかかわる症状

　この分類には，アパシー，夜間行動異常および食行動異常などが該当する．アパシーは，周辺症状のなかで最も出現頻度の高い症状で，アルツハイマー病では初期から後期まで高頻度にみられる．活動性が低下し，それまで興味を持っていたものへの関心がなくなり，趣味や家事や社会活動への興味がなくなる．MCIの時期に合併するアパシーは，認知症移行への予測因子としても注目され，アパシーを感情と行動と認識とに分類する研究なども見受けられる．アパシーでは，うつ病にみられる抑うつ気分や悲哀感情，自責感や絶望感などの感情の症状が目立たなく，うつに比べて本人はつらくはない．

　異食や過食などの食行動異常は前頭側頭型認知症で合併することが多い．また，夜間行動障害は，さまざまな背景が考えられる．そもそも睡眠は，加齢により睡眠覚醒リズムが前にシフトし，睡眠効率が低下し，中途覚醒が増加するため，認知症による脳の器質的変化も加わるので複雑である．そして，睡眠には日中の活動の影響が大きいことも加味しなければならない．

＜さまざまなBPSD＞
　認知症の行動症状にはさまざまなものがあり，その表現（名称）も多岐にわたる．ここでは，その名称だけを述べることとする（順不同）．

II 認知症の症候をどう捉えるか

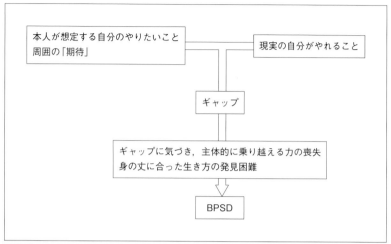

図8 BPSDの成り立ち　　　　　　　　　　　（文献10)より引用）

幻覚　妄想（物盗られ妄想，被害妄想，嫉妬妄想など）　誤認妄想　興奮　叫声　不穏　焦燥　徘徊　脱抑制　性的逸脱行為　脱衣　易怒性　収集癖　帰宅要求　過干渉　濫集　弄便　自殺念慮　昼夜逆転　夜間せん妄　異食　過食　夕暮れ症候群　常同行動　悲哀　不眠　拒食　摂食障害　不潔行為　介護抵抗　机たたき　オムツはずし　指しゃぶり　暴言　暴力　つきまとい　不安　抑うつ　多幸感　アパシー　夜間行動異常　食行動異常　不眠　その他

4　ギャップとズレを埋められず…

　認知機能低下がBPSDを引き起こすことは繰り返し述べてきたため，その概要は理解できたと思う．では，具体的にどういうことであろうか？
　認知症のBPSDの成り立ち（**図8**）について，筆者が長年認知症高齢者に接してきて，最も共感できるのは小澤[9]による以下の一文である．
　「…やりたいこととやれること，周囲の期待と本人の力量とのギャップが極めて大きくなっているにもかかわらず，認知症をかかえていると両者に折り合いをつけ，身の丈に合った生き方を選択することが難しい．その結果生じた不安，困惑，いらだち，混乱のあげくにたどり着いた結果が周辺症状である．…」
　このような状況を理解し，不安を鎮め，できることを増やしてギャップを埋めるケアを提供しなければならない．しかし，人はギャップがあっ

27

てこそ希望を持ち，意欲的な生活ができるという側面もある．ギャップを埋めればよいわけでもなく，できることを増やせばよいわけでもない．よいケアを受けられる環境にいたとしても，家族がそのことを情けなく感じていればその感情は本人に伝わる．良かれと思い「何もしなくて良い．」などと言えばプライドが傷つき，むしろ追い詰めることになる．あまりにも大きなズレは調整し，小さなズレは守り育てる．「そのままでいいのですよ．お困りの時は私たちがお手伝いします．」この言葉に尽きるのである．

　BPSDが悪化し在宅生活が困難になり，施設やグループホームへ入所してしばらく経つと安定してくるのは，その環境がギャップを感じない生活だからかもしれない．それでも入所したばかりの時は，変化を受け入れずに抵抗し，多少は修羅場のようなこともある．しかし，それは（私たちも同じ）当然のこととして対処しなければならない．

　ケアやリハビリテーションにかかわる私たちは，「**家族を含むチームが連携し適切なかかわりをすればBPSDは改善する．**」ことを忘れず，「**どのような言葉や状況でも受け入れ，おおらかな気持ちを保つ．**」ことを心掛け，「**本人を追い詰めているものを探し出そうとする．**」ことをあきらめずに，日々模索しながら柔軟にかかわる必要がある．

III 認知症の神経学的所見と運動障害

　認知症は疾患名ではなく，原因となる疾患によって引き起こされる症候群（あるいは疾患群）である．何らかの原因で脳の神経細胞に病変をきたし，その病変部位や範囲により，神経学的所見がみられるようになり，認知症が進行して病変が広範囲になれば重度な運動障害さえ出現する．ここでは，認知症に多くみられる神経学的所見[1]と運動障害について述べていく．

1 認知症患者にみられる神経学的所見

1）病的反射

① 把握反射

　把握反射（grasp reflex）は前頭葉障害を意味する重要な反射である．手掌をこすり，把持するかどうかをみる（図1）．そして，物を握るとなかなか手離そうとしない強制把握が起こる．例えばベッド柵や平行棒をつかんで離さなくなり，移乗介助や歩行ができなくなるといった状態になる（図2）．また，つかんだ手を物から離すと手が磁気で引かれるように手探りでつかもうとする強制模索（forced groping）が出現することもある．把握反射により不必要な部分を把握すれば，介助の際に「抵抗」として感じられ，介助負担が大きくなる原因となる．

② うなじ頭反射

　うなじ頭反射（nuchocephalic reflex）は患者を起立させ，閉眼させ，

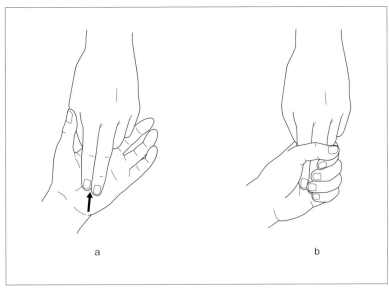

図1 把握反射
手掌をaのようにこすると、bのように反射的ににぎる. （文献1）より引用）

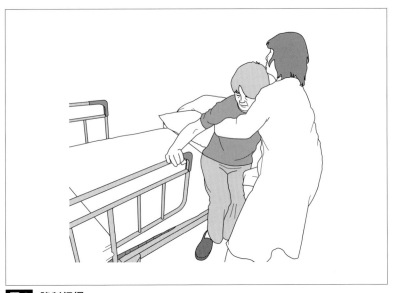

図2 強制把握
車椅子に移乗する際、ベッド柵をつかんだ手が離れない. 強く引けば引くほど把持する力も強くなる. しかし、自発的な動作の際はスムーズにできる.

図3のようにうしろから肩に手をかけて右から左へ回転させる. 頭が元の位置のままであれば陽性、肩と同じ方向に多少遅れて回転すれば陰性である. 陽性であれば、方向転換などの介助の際にしなやかな体の動

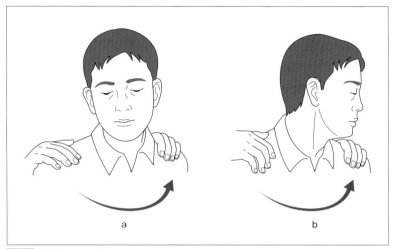

図3 うなじ頭反射
aのように肩をつかまえて，顔面に対して右から左へ回転させる．このように肩を回転させてもaのように頭がもとの位置に残るのが陽性．bのように肩と一緒に頭も回転するのは陰性． (Jenkyn J R, et al：J Neurol Neurosurg Psychiatry 38：561, 1975 より引用)

きとはならず，「抵抗」として感じられ，介助負担が大きくなる原因となる．

③ その他の病的反射

吸引反射，口尖らし反射，緊張性足底反射，手掌頤反射，角膜下顎反射，眉間反射などは，前頭葉障害や広範囲な脳障害の際にみられる病的反射であり，認知症患者で病的反射が出現する場合，かなり進行した状態か，重度であることが多い．また，必ず出現するわけではない．

これらの病的反射は，日常生活の中の気にかかる表情や動作に影響することがあるので把握しておくとよい．

2）抵抗症 (gegenhalten, paratony)[2~4]

抵抗症とは，患者の注意が他に向けられていると筋の抵抗はないが，"楽にして"などと指示されて，検査を意識すると受動運動に対し無意識に力が入る現象をいう[1]．その抵抗は，検者の刺激が速いほど速く抵抗し，強いほど強く抵抗する．また四肢を急速に受動的に動かすと抵抗が増加し，ゆっくり動かすと抵抗は少ない．広範囲な脳障害，例えば認知症や意識障害の患者で認められる現象である．muscle tonus (hypertonia)

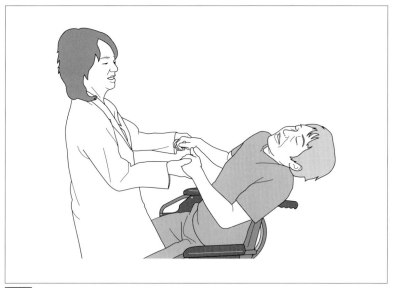

図4 抵抗症 (gegenhalten, paratony)
介助者が手を引いて立たせようとすると，それと逆の方向に抵抗する．強く引けば引くほど抵抗も強くなる．しかし，介助をせずに，興味を引きつけて立ち上がるよう誘導すると，自発的にスムーズに立ち上がることができる．

のなかでは rigidity に分類される筋緊張異常の名称で，paratony (-nia) とも呼ばれている．

　抵抗症は，認知症の初期にみられることはないし，必ず出現するものでもない．アルツハイマー病やレビー小体型認知症などの一般的な認知症の進行期にみられることがあり，前頭側頭型認知症 (frontotemporal dementia：FTD) やクロイツフェルト-ヤコブ病 (Creutzfeldt-Jakob disease：CJT) の進行期など，あらゆる原因で前頭葉の重篤な損傷に陥った際に出現し，これらの疾患プロセスの重症度，疾患の終末期の段階などを判断する指標に使うこともある．また，出現の初期は変動性であるが，終末期には除皮質肢位など高度の関節拘縮に至ることが多い．

　例えば，ベッドから介助で起こそうとすると，ベッドに戻るような全く逆の動きをする．立ち上がらせようとすると，それに抵抗するように椅子に腰掛けようとする (図4)．手を引いて別の場所に誘導しようとすると，逆に強い力で介助者の手を引っ張るなどの現象となり，介護負担が大きくなる．しかし，自分の意思で抵抗している場合は該当しないので，その判別が必要である．

3）動作維持困難 (motor impersistence)

簡単な動作を持続して行うことができないことをいう．目を閉じ，口を開け，舌を出すなどの一連の動作を 10 秒以上持続することができない[1]．例えば，感覚検査で閉眼させてもすぐに目を開けて検査部位を見てしまい（peeking），いくら注意しても指示通りできない．この徴候は，広汎な脳障害，劣位半球障害，認知症などでみられる．

動作維持困難があると，指示通りに動作を維持することができず，リハビリテーション施行の阻害要因となる．

4）保続 (perseveration)

同じ動作や言葉を何度も繰り返すことを保続といい，失語症や認知症でみられる現象である．例えば，「これは何ですか．」とりんごを見せると，他の物品をみせても「りんご」と答えてしまう．「危ないですよ．」という介護者の言葉が耳に入るとその言葉を何度も繰り返すなどがある．動作では，りんごの絵を描いてもらい次に自動車の絵を描くよう指示しても，またりんごの絵を描いてしまう，彫刻刀で板を彫ってもらうとそれを継続し，机まで彫ってしまうなどである．

5）その他

感情や欲求を抑えたり我慢することができず（抑制機能の障害），場違いの場面で，怒ったり，笑ったり，泣いたりする感情失禁がみられることがある．また，仮性球麻痺などによる嚥下障害，構音障害，唾液過多などが起こることもある．

2　認知症患者の運動障害

1）運動障害をどう捉えるか

軽度認知障害において，歩行パフォーマンスが認知機能障害の発生に影響をもたらし，認知機能が歩行パフォーマンスの悪化を引き起こすという報告は多く，認知症の効果的な予防がさかんに行われている．原田

は[5]，運動機能と認知機能の相互関係について，「歩行パフォーマンスは認知機能を基礎としており，両者とも脳の器質変化という共通の病態生理の影響を受けているのであって，一方が他方の原因であるとする仮定はそもそも困難である．…（略）…歩行機能低下があるなら認知機能低下も存在しうるし，今後の認知機能にも影響を及ぼす可能性が高いだろうと考えて定時評価をしていくことが求められる．」と述べており，これが認知症と運動機能のすべてを表現しているといっても過言ではない．認知症が進行すれば，遂行機能障害などが運動機能に影響を及ぼし，脳の器質変化が運動中枢に及べば運動障害も起こりうる．運動障害は認知機能だけでなく活動量にも影響を及ぼし，状態悪化を進行させることもある．

　認知症では脳のさまざまな器質変化により運動機能障害が起こるため，その状況に応じて，歩行パフォーマンス評価，バランス評価，巧緻性評価，そして，中枢神経疾患に類似した評価を的確に行い，効果的なアプローチを導き出す必要がある．特に，DLB（レビー小体型認知症）では，パーキンソニズム（筋固縮，動作緩慢，振戦－DLBでは2項目で診断）を主症状とし，歩行障害が出現し転倒を繰り返すので，認知症状に配慮しながらパーキンソン症候群と同様のリハビリテーションが必要となる．

　前頭葉のさまざまな神経学的所見が出現し，日常生活に支障をきたし，歩行困難となって重度になると四肢・体幹の随意運動が消失し，筋緊張亢進（固縮）などにより関節拘縮がみられるようになる．認知症の終末期に至ると原因疾患にかかわらず，大脳皮質の機能が広範に失われた失外套症候群に近くなる．この時期になると，最後まで残存していた咀嚼・嚥下機能が障害され，介助による経口摂取でも難しくなる．この時期になると，医師が中心となり患者の家族とともに経管栄養の実施だけでなく，終末期の延命等の検討が行われる[6]．

2）フレイルについて

　フレイル（frailty）とは，高齢期に生理的予備機能が低下することでストレスに対する脆弱性が亢進し，要介護状態や死亡などの転帰に陥りやすい状態のことである[7]．実際にこの考え方をもとに，わが国でも一般高齢者や虚弱高齢者を対象に介護予防の取り組みが盛んに行われている．高齢者の状態は虚弱（frailty），能力低下（disability），併存疾患（comorbidity）の3要因に分類され，高齢者は3要因の1つあるいは

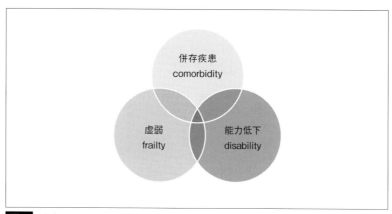

図5 高齢者の状態

2つあるいは3つすべてを有する[7]という研究もある（**図5**）．健康な高齢者が非活動的な生活をすることによりフレイルとなり，次第に能力低下（歩行困難や認知症など）をきたし，さまざまな疾患を引き起こす可能性は高くなる．また，身体障害等の能力低下により活動的な生活が送れなくなれば，フレイルとなり，さらなる能力低下に陥り，その逆もありえる．わが国では，20年ほど前から「寝たきり防止」の取り組みが始まり，閉じこもりの研究等が進み，近年になって「フレイル」の定義づけがなされ，専門家の理解はかなり広まっている．しかし，いまだ一般的に理解されているとはいい難く，専門家がわかりやすく丁寧に説明することを繰り返す必要がある（「XI-1　要介護高齢者の状態と活動」を参照）．

　認知症高齢者がさまざまな精神活動の問題により生活活動に支障をきたすようになれば，フレイルに陥り，能力低下や新たな疾患を生む可能性は非常に高く，そのため，リハビリテーションの介入は，前述の3つの要因を視野に入れ，能力低下に対しては能力向上へ，虚弱に対しては虚弱の進行予防へと双方に向けてアプローチすることが重要となる．

Ⅳ 認知症患者の全体像を捉える
－評価に必要な情報収集－

1 全体像をつかむ

認知症の評価では，認知症はあまりにも幅広い重症度と症状があり，さまざまな経過をたどっているため，通常のプロセスで評価するのではなく，はじめに本人の全体像を整理してから評価するとよい．全体像の多くは本人からではなく，家族や介護者から聴取することになるが，そのなかから，認知症に対する家族や介護者の知識，力量，精神状態，問題点が見えてくる．認知症患者への対応やリハビリテーションでは，家族や介護者の理解と協力が最も重要である．全体像は以下のように捉えるとよい．

1）認知症か認知症を伴う他の疾患か

リハビリテーションの対象となる認知症患者は，①認知症が原因でADLなどに支障をきたしている場合と，②脳卒中や骨折などの他の疾患を伴っている場合がある．

① 認知症の場合

認知症の症候を引き起こしている原因疾患は何かについて（可能であれば）確認する（例：アルツハイマー病，レビー小体型認知症，血管性認知症，その他）．また，原因が不明なことも多いが，何がきっかけで発症したか，発症してからどれくらいの期間が経っているかを捉えるだけでも，十分な判断材料になりえる．

② 認知症を伴う他の疾患の場合

認知症の症状があり他の疾患を持つ場合（例：脳血管疾患，大腿骨頸部骨折，心疾患，その他），その疾患への対応と認知症への対応の双方を検討することになり，計画立案に工夫が必要となる．この場合，認知症以外の疾患による影響（急激な機能低下，臥床状態などから生まれる廃用症候群，手術後など）により発症した認知症は，treatable dementia（治療可能な認知症）[1]である場合が多いので，せん妄等の症状が重度であっても，症状が軽減あるいは回復する可能性は大きいため，根気強くかかわる必要がある．

2 病歴の聴取で現在までの経過を明らかにする

他の疾患と同様に病歴の把握は評価の基本である．しかし，リハビリテーションを実施する場合，現状把握と同時に予後，あるいは改善可能性を見極める必要があり，カルテなどの病歴の記録だけでなく，家族等から将来につながる念入りな情報収集が必要である．病歴の聴取で重要なことは，現在の問題が何に起因しているか，従前の経過から今後の状態がどう変化するかなどを読み取ることである．

聴取は主に家族（施設であれば介護職員）等からとるが，上記のような質問をするなかで，介護するうえでどのようなことに困っていて，どのような症候がいつ出現し，何がきっかけで軽減するかなどを把握することができ，リハビリテーションの方針の判断材料となる（後述）．リハビリテーション評価に際しては，最低限，以下のような内容を把握する必要がある．

①**認知症と診断された時期**：認知症に家族が気づいたのはいつで何がきっかけか，どのようなことが起きたか．医師の診断はいつだったか，どのような治療が行われ，効果はあったか．

②**認知症発症までの生活**：認知症が発症するまでの生活は，活動的な生活であったか，非活動的な生活であったか，人との交流，社会的地位，役割などについて把握する．

③**認知症発症からの生活**：認知症発症後の生活はどうであったか．例えば，家族の対応方法，介護の手間の状況，在宅サービスの利用，そして，活動的な生活であったか，非活動的な生活であったか，人との交流，役割などについて把握する．

④日常生活に支障をきたすようになった時期：IADLに支障をきたした時期はいつ頃か，ADLに支障をきたした時期はいつ頃か，特に，最も介護負担が大きい排泄と入浴の介助が必要になった時期は必ず把握する．非常に進行した重度認知症を担当した場合は，食事摂取ができなくなった時期を把握することも重要である．

⑤歩行不可能になった時期を捉える：認知症に限らず，歩行能力は直接的にADLに影響するだけでなく，歩行できないことによる活動量の低下につながるため，特に高齢者の場合は歩行不可能になった時期を把握する必要がある．立ち上がれなくなった時期，起き上がれなくなった時期，座位や立位ができなくなった時期にも着目するとよい．

3 一度会ってから情報収集を

通常，対象となるケースの疾患名を耳にしたら，軽度から重度までの状態を想像でき，どのような情報収集をすればよいか，どのような評価をすればよいかが浮かび上がるものである．しかし，認知症のケースはあまりにも多様で，かかわり方も全く異なるため，早く正確につかむ方法として，処方箋（指示書）が出たら，情報収集や評価の前にご挨拶程度に一度会って一見するとよい．効率的な情報収集ができ，効果的な評価内容を検討できる．

＜健康状態の把握＞

認知症患者は次第に自己管理ができなくなり，IADLに支障をきたすようになる．放置すれば不衛生になり，服薬や食事管理ができなくなり，健康状態にも悪影響を及ぼす危険性がある．そして，適切なケアや環境が提供されないと心身ともにバランスを崩し，生活リズムが乱れ，認知症が悪化したかのように見えることもある．そして，その状態が持続することでBPSDが出現することも少なくない．特に健康状態に直接的に影響するのは，栄養摂取量と水分摂取量の不足であり，リハビリテーション介入時の必須の確認事項である．健康状態の確認事項を以下に示す．

・バイタルサイン，顔色，表情，外傷等はどうか？
・食事摂取量，水分摂取量は適切か？
・排尿，排便に問題はないか？
・定期受診，定期服薬はなされているか？

・不衛生ではないか？（洗髪，下着，義歯，爪など）
・生活リズムの崩れ（睡眠障害）はないか？

4 本人，家族，介護者からの情報収集

　本人や本人を取り巻く人々からの情報収集は，認知症の程度などを把握するだけでなく，同時に家族や介護者が認知症の知識をどの程度持っているかも捉えることができ，家族の認知症の症状をどの程度「受容」しているかなどについても把握することができる．これらは，介護指導，家族指導などの間接的な「支援」を行う際に役立つ情報となる．認知症患者に常にかかわる介護者あるいは家族は，認知症のさまざまな症候に対して，その対応策を見いだしていることも多く，リハビリテーションの実施に有益な情報が得られることが多い．

1）面接について

　面接は医学一般に共通して非常に重要なものであり，その目的には診断的側面と治療的側面がある．医師の問診では，神経疾患については病歴を詳しく聴取するだけで約60〜70％以上の診断が可能であるとされ[2]，認知症の場合もそれを下回ることはないであろう．さらに問診自体が患者や家族の不安を受け止め，治療的効果を有すると考えられている．このことは，医師だけでなく，リハビリテーション関係者や看護師，介護職員の日々の対応においても同様のことがいえ，この段階でいわゆる認知症リハビリテーションが始まっているのである．
　認知症のさまざまな症状の前で，患者には患者の苦悩があり，家族には家族の苦労があり，すでに過去の家族の安定した関係性が崩れていることが多い．認知症診療にかかわるある医師は「認知症は本人と周囲の人々との関係性を壊す病気であり，その破壊された関係性を修復することが認知症診療の大きな目標の一つである．」[3]と述べている．このことはリハビリテーションにおいても全く同じである．以下にリハビリテーションにおける面接（情報収集など）の際の要点について述べる．

2）面接の方法

　初回時に患者と家族が同伴していたら，会話が成り立つ限りは，まず患者と話すことが重要である．回答が違っているからと家族が割って入ることが多いが，そこを制止して本人との意思疎通を優先させ，本人との信頼関係を築くことが重要である．記憶障害などがあっても家族よりも患者主体とし，どのような会話であっても，すべて肯定的に受け止めて，とにかく患者を敬う姿勢が重要である．このような面接を通して，同伴した家族には，認知症があっても患者を尊重し，肯定的にかかわる姿勢を学び取ってもらうことができる[4]．

　家族からの情報収集は，患者本人のいない場面でしっかり時間をとって行う必要がある．患者本人の前では言いにくかった病歴や生活状況の詳細を話してもらい，介護の苦労を話してもらい，それらを受け止めて，少しでも安心感を与える．そのためには，相手の苦労に共感する態度で拝聴することが大切である．

5　相手の立場になれるか

　通常のリハビリテーションの対象者に比べて，認知症はなかなか教科書どおりには行かない．そのため，複数の認知症患者に接して経験を積み上げることが必要である．認知症という困難な疾患に罹患し，本人と家族は苦しんで疲れきっている．そのような心情に寄り添い，効果的なアプローチを遂行するためには，相手の立場になれるか否かが大きな鍵となる．相手の立場になることは，経験を積まなくてもある程度は可能である．

　以下にあげた認知症患者とその家族の心境について，自分に置き換えて，実際にイメージしてみてほしい．イメージしてみることで，苦悩を体験したことがなくても，それに共感し傾聴することはできる．その心に対してどのように声をかけるか，それが技術である．

①認知症の人になってみよう：今は朝なのか夕方なのかよくわからない．私は何も悪くないのに，夫が私に対してよそよそしい．嫁に行った娘は，私を叱るようになった．みんな私を子ども扱いして，本当に悔しい．今まで一生懸命子どものために働いてきたのにこんなに情けない思いをするとは思わなかった．今日は夕食を食べていないのに，皆が

もう食べたと言って叱る．何をやってもうまくいかない，何もしたくない．本当に不安で仕方がない．本当に腹が立つ．そして凄くさびしい．

②認知症の人の妻になってみよう：夫は出版社を定年退職し，認知症になった．人望が厚く，会社では後輩たちに慕われて，家庭でもとても頼もしい存在であった．それなのに，今は私の名前さえ思い出せない．気が抜けたような表情は，まるで夫ではないような気がする．これから私は誰に頼っていけばよいのか，どうなってしまうのか．

③認知症の人の息子になってみよう：聡明な母は，知識が豊富で，友人がたくさんいて，自慢の母だった．認知症が発症してから，友人が心配して時々訪れ，母は喜んでいるが，これ以上母の惨めな姿を見てほしくない．今後はお断りしよう．誰の手も借りず家族だけで介護していこう．

（認知症が進行してから…）自宅で生活することが厳しくなった．保健師さんにグループホームを勧められ，見学してきたが，母は入所するのは嫌だと泣いた．私は大切な母の望みどおりにしたい．だけど，本当は母の介護に疲れ，家族みんな限界だ．

④施設の介護職員になってみよう：高齢者と接するのが好きでこの仕事についたが，認知症のBさんのように自分を拒否されるとショックだ．私を嫌っているようだ．ただでさえ重労働なのに，疲れが何倍にも感じて本当につらい．

V 認知症評価をどう進めるか

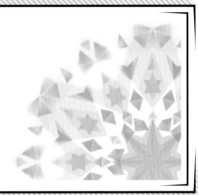

1 認知症評価の考え方

　認知症を診断する医師は診断ののちに適切な治療（薬物療法，リハビリテーション，ケアなど）を見いだし，本人や家族に説明し，必要に応じて処方する必要がある．そのために重要なのは十分な診察と検査，行動観察，症状経過，既往歴，生活歴，嗜好などの把握であり，認知症のスクリーニング検査などの評価尺度はそれを越えるものではないと考えられている[1]．リハビリテーションにおいても同様で，スクリーニング検査を実施する機会は多いが，それはあくまでも全体評価の一助として使用しており，認知症評価のすべてではない．

　リハビリテーションの対象の多くは，医師に認知症と診断された後に処方が出るが，なかには別の疾患でリハビリテーションの処方が出た後に，スクリーニング検査などで認知症が明らかになることもある．医師の診察は治療方針を立案するためであるのに対し，リハビリテーションの評価は医師の診断と方針に添って，非薬物治療の一環として，「可能な限り自立を促し，安定した生活が送れるように支援する．」ことが目的である．また，リハビリテーションにおける評価は，多忙な医師の診断や治療をサポートする一面もあるため，医師には常に情報提供，治療効果の有無等について共有できるような関係を構築しておくべきである．

　認知症の状態は，脳の器質的な変化によって，それまでに獲得した認知機能が低下し，生活に支障をきたすような状態が続くことであり，脳（中枢神経）の器質的な変化に対するリハビリテーションと捉えれば特段難しい評価ではない．また，認知症の複雑な状態を安定させるために

は，本人への直接的な介入だけでは困難で，常に時間を共にしている家族・介護者がいかにかかわるかが重要な鍵となる．その部分が他の疾患のリハビリテーションとは大きく異なる点である．

　一般的なリハビリテーション評価は，情報収集し，面接を行い，検査測定して，課題分析の後，リハビリテーション計画を立案し，プログラムを実行し，定期的に再評価する．認知症でもこの基本は同じである．

2　認知症のリハビリテーション評価

　ここでは，リハビリテーションやケアの効果的な方策を見いだすためのリハビリテーション評価について解説する．リハビリテーションの対象となる認知症患者には，認知症を主病名とした場合と，他の疾患を主病名とし認知症が合併している場合がある．さらに，対象は軽度者から運動障害を伴う重度者までさまざまであり，状況により評価配分は大きく変わってくる．いずれの場合も，基本的には通常のリハビリテーションにおける評価，目標設定，プログラム立案と同じである．しかし，認知症の複雑な症状から，なかなか評価をアプローチや支援に結びつけることができない事態が生じる．そこが認知症リハビリテーションの難しさである[2,3]．

1）認知症リハビリテーション評価票の活用

　本書では，認知症を幅広く捉え，認知症へのリハビリテーションにおいて実施すべき内容を，以下の7項目に分け，それらの項目が直接的に支援やアプローチに対応するような認知症リハビリテーション評価票を作成している（巻末「認知症リハビリテーション評価票」「認知症リハビリテーション評価票（練習用）」（p.147～149）を参照）．

　なお，ここではリハビリテーション専門職が直接かかわることをアプローチとし，家族を含め患者にかかわる専門職がチームでかかわることを支援としている．

　「認知症リハビリテーション評価票」の項目は以下のA～Hである．
A．健康：健康への支援
B．環境：環境への支援
C．接し方・かかわり方：接し方・かかわり方への支援

D. 活動：活動への支援・アプローチ
E. IADL・ADL：IADL・ADLへの支援・アプローチ
F. 認知機能：認知機能へのアプローチ
G. 運動機能：運動機能へのアプローチ
H. BPSD：A～Gのすべての支援・アプローチ

　この評価票は，A～Hの問題点をリハビリテーション支援やアプローチに直接反映できるようになっており，認知症を担当したことのないセラピストが複雑な認知症の状態から支援やアプローチを見いだせるよう工夫している．初めは「認知症リハビリテーション評価票（練習用）」で丁寧に数例を評価し，計画立案に慣れたら，細目の少ない「認知症リハビリテーション評価票」を使用し効率的に評価票を活用してほしい．
　以下に認知症のリハビリテーション評価票の各項目について解説する．

○基本情報

・主病名および合併症：認知症の疾患名（原因疾患があればその疾患名），認知症以外の疾患名
・発症年月：発症の引き金になった出来事等があれば記載する．
・既往歴：どのような既往歴か，認知症に関連する疾患などを記載する．
・生活歴：運動障害・IADL・ADL障害をきたした時期などを記載する．
・医師診断所見：認知症および他の疾患のCT・MRIなどの検査結果等，今後の治療方針などを記載する．
・要介護度，自立度判定：要介護状態であれば要介護度，担当ケアマネージャー，介護サービスの利用状況

＜解説＞
　認知症の原因疾患や発症年月は不明なことも多いが，可能な限り疾病にかかわる情報を得る必要がある．質問は，「いつ頃から生活に支障が出てきたか．」という聞き方であれば家族は答えやすい．特に認知症発症の引き金になった原因により，例えばそれが肺炎罹患後や術後の臥床によるものであれば，脳の変性疾患に比べれば回復する可能性が高くなる（treatable dementia）．また，その経過が短いほど改善の可能性は高くなることが多い．
　生活状況の把握は本人の話だけでは判断できず，家族や看護・介護職員の情報収集は欠かせない．Ⅳでも述べたように，IADL障害が出現した時期（例えば料理ができなくなった等），ADL障害が出現した時期（例えば，排泄や入浴に介助が必要になった等），運動障害がある場合は，

例えば歩行不可能になった時期を把握することで予後予測の参考となる．

A 健康
- かかりつけ医（入院であれば入院時の担当医師），通院頻度
- 服薬状況，飲み忘れの有無
- 聴覚，視覚
- 睡眠状況
- 栄養状態（水分・食事摂取状況，身長・体重など）
- 入浴頻度（衛生状況）
- その他の健康問題，必要性などに関して記載する．

＜解説＞

　認知症を治療する医師，治療内容（内服薬名）と治療期間，検査経過などを把握するとともに，定期通院の状況（医療機関名や通院方法や介助の状況）により家族の負担等を把握する．また，慢性疾患等の既往歴も把握し，高齢者は視覚や聴覚の低下を伴う可能性が高く，アプローチに工夫が必要になるので把握する必要がある．睡眠の問題がある場合は，「活動状況」を確認することで，その原因が活動量の問題か，脳の器質的問題かがある程度は想定できリハビリテーションの方針の参考となる．また，食事摂取状況，特に水分摂取状況を把握することは重要で，認知症の人は自己管理ができず，栄養状態が悪くなっていたり，水分量の不足で腎盂炎などに罹患しやすくなったりする．その場合，認知症の症状も悪化することがあるので注意が必要である．

B 環境
- 福祉用具使用状況や住宅改修等
- 環境，表示の工夫
- 環境に関する問題点，必要性など記載する．

＜解説＞

　ここで示す環境とは主に物理的環境のことで，認知症に関連する屋内および屋外のあらゆる環境状況を記載する．環境表示の工夫とは，例えば認知症の記憶障害にまつわる表示，メモリーエイドなどのことである．

C 接し方・かかわり方
- 家族構成（主たる介護者や親族）
- 趣味・特技等（過去の特技・趣味も）
- 学歴や職歴，社会的地位
- 性格，役割など
- 認知症罹患後にどのように変化したかを記載する．

・家族等の介護状況(認知症の知識や理解度,かかわり方)
・適切なケアができているか,かかわり方に問題はないか等について記載する.

<解説>
　趣味や特技,学歴や職歴,性格,社会的地位,性格,人間関係はリハビリテーション導入の際の参考となり,アプローチ方法を選択する際に有効である.日常生活の中で支援あるいは介助を必要とする事項,例えば尿失禁の後始末,BPSD等の症状,記憶・見当識障害により発生する問題などの本人が嫌がるようなことなどは,(本人を傷つけないように)介護者等から事前に聴取しておくとよい.その会話の中から,家族が本人の認知症をどの程度理解しているか,かかわり方は適切か,負担になってはいないか等をある程度は解釈できる.認知症の人と最も長く接している家族(施設であれば介護職員等)の接し方やかかわり方が改善できれば,効果的なBPSD改善が可能になるため,ここでの評価は非常に重要である.

D　活動状況

・1日のスケジュール:起床してから就寝までの過ごし方を記載する.座位姿勢でどれくらい過ごしているか,生活の中でどの程度歩いているかなどの活動量に着目する.「誰とどこでどのように」は活動への支援・アプローチをする際のヒントになるので可能であれば記載する.
・総臥位時間:1日24時間のうち,臥位で過ごす時間を聴取する.睡眠していなくても,テレビを見ていても,横になっている時間をすべて記載する.
・生活範囲:生活範囲では,外出する範囲は家からどこまでで,1週間のうちに何度ぐらい出かけるかを評価する.LSA(Life Space Assessment)を使用するのもよい.
・他者との交流:人との交流は家族・親族とのかかわり,家族以外の人のかかわり(人数と頻度)を評価する.数値で把握するためにLSNS(Lubben Social Network Scale)を使用するのもよい.

<解説>
　活動に関する評価の目的は2つある.1つは活動量が確保できているかという体力面をみる評価で,認知機能等の障害から活動範囲が狭まり,体力が低下して認知症の進行を早めることのないよう対策を講じるためである.もう1つは社会性が保たれているかという評価であり,孤独になりがちで,BPSDの悪化にもつながる希薄な人間関係かどうかを

評価するものである．活動量の低下，他者との交流などに問題があれば記載する．

E　IADL・ADL評価

- IADL（電話の使い方，買い物，家事，移動，外出，服薬の管理，金銭の管理など）
- ADL（食事・更衣・移動・排泄・整容・入浴など）
- 運動機能や認知機能，BPSDとの因果関係

＜解説＞

IADL・ADLの評価は後述する評価尺度などを使用するとわかりやすい．ここでの評価は，どの程度できるかのスケールをみるのと同時に，各々の動作がなぜできないのかをしっかり分析する必要がある．項目別に問題点を評価し，現状を記述する．次に運動機能との因果関係，認知機能との因果関係，BPSDとの因果関係を整理し，阻害因子が明確になったらそれらの評価項目を再度詳細に評価し具体的に文章で記述する．

F　認知機能

- 記憶機能のスクリーニング評価：MMSEやHDS-Rなど（「V-3 各種評価尺度について」を参照）
- 記憶内容による分類：陳述記憶（エピソード記憶，意味記憶）の障害か，非陳述記憶（手続き記憶，プライミング）の障害かを記載する．
- 記憶把持時間による分類：即時記憶か近時記憶か遠隔記憶かについて可能な限り把握する．
- 見当識障害：単一の認知機能の指標ではないが，生活に支障をきたす症状なので，「自分が今どこにいるか」「今はいつか」などの場所と時間の見当識が障害されているかの評価をする．
- 言語障害：聴覚，構音障害の有無，失語の場合は語理解の障害か語表出の障害かを記載する．
- 失行・失認：時計の描画，手の模倣，封筒にはがきを入れる動作など
- 遂行機能：IADLの場面でみられる遂行機能障害を具体的に記載する．遂行機能障害を定量的に把握する場合は，補助的に遂行機能障害症候群の行動評価（BADS）などを用いてもよい．
- 注意の評価：一定時間のあいだに音がするたびボタンを押すなどの行為ができるか（持続性注意），数字と文字が読み上げられているのを聞いて文字だけ数えてもらう（選択性注意），読まれている物語を聞きながら速くタッピングをする（分配性注意）などの検査である程度は把握できる．TMTやかなひろいテストなどを使用してもよい

（「Ⅱ-2-3）遂行機能障害（段取りの障害）」を参照）．
・認知機能がADLに及ぼす影響：上記の認知機能障害がADLにどのように影響し，阻害しているかを記載する．

＜解説＞

　記憶障害の把握は，内容による分類と記憶把持時間による分類をある程度明確にすると日常の介護に役立つ支援ができる．記憶障害を把握しきれない場合はどのような事態が起きているか等の情報を記載する．また，コミュニケーション障害は，高齢であれば，視聴覚の影響や音量や歯の影響も考慮しなければならない．認知症初期にみられるのは健忘失語（喚語困難，語想起障害）であり，認知症が進行してから失語症状がみられることが多く，語義失語，滞続言語，反復言語，反響言語，非流暢性失語などがある．認知症のコミュニケーション障害で特徴的なのは前頭側頭葉変性症（FTLD）で初期から生じる意味性認知症（SD）であり，鑑別診断の参考とされることが多い．

　認知症では構成失行，着衣失行，観念失行，観念運動失行，視空間失認，相貌失認などがみられることが多いが，病変部位を示唆するような巣症状ではなく，記憶障害を含めて多彩な高次脳機能障害が出現する．よって，失語・失行・失認の症状であっても明確に分類できない複雑な症状であることが多く，記憶障害や遂行機能障害などとの関係を明確にすることは困難なことが多い．また，注意の障害も明確に把握できないことが多く，複数の刺激（テレビ，ラジオ，会話など）のある環境で容易に気が散る，入力を限定または単純化しない限り注意できない，暗算ができない，すべての思考に通常より長く時間がかかる，などの観察により，状況を記載するだけでもよい．

　認知機能の評価は，各々の項目が相互に関連し，複雑で明確にならないことも多いが，ひとつひとつ評価することで中核症状の全体像が見えてくる．

G　運動機能

・移動能力：移動状況と介助の有無，歩行可能であれば，バランス機能，10m歩行速度，TUG（timed "up and go" test）を測定する．
・麻痺や感覚障害
・MMT（徒手筋力検査），握力
・関節可動域テスト，拘縮の状況
・病的反射：把握反射，うなじ反射，その他（吸引反射，口尖らし反射，眉間反射等）

・抵抗症（gegenhalten）
・動作維持困難（motor impersistence：MI），保続など
・運動機能と認知機能とADLの因果関係を記載する．
＜解説＞
ⅰ）認知症を伴う（麻痺や骨折等の）疾患の場合
　運動機能障害がある患者は，通常のリハビリテーションで実施するような運動機能評価を行う．ただし，認知機能障害が運動評価に影響を及ぼすこともあるので注意が必要である．検査指示に従うことができない場合は時間をかけて運動機能の概要を把握する．
ⅱ）明らかな運動機能障害がみられない場合
　軽度認知症では多くが運動機能障害を伴わないが，運動機能に問題がなくても歩行パフォーマンス評価，バランス評価，巧緻性評価などを評価しておくとよい（TUG，10m歩行，リーチテスト，上肢の協調性テストなど）．運動機能には認知機能が大きく関与するため認知症の進行とともに運動能力が低下する可能性がある．
ⅲ）明らかに運動障害がみられる場合
　認知症が原因で起こる運動機能障害は，多くが中等度〜重度になってから起こる中枢性の運動障害である．そのため，中枢性の運動症状にあわせた通常のリハビリテーション評価を行うことが肝要である．姿勢反射障害による後方への転倒，パーキンソン特有の症状，重度になれば筋緊張亢進による関節可動域の障害について詳細に評価する．検査指示に従うことが可能な場合は通常の運動機能評価を行うが，検査指示に従うことができない場合は生活場面を観察することである程度の運動障害を評価し，生活場面で実際にかかわり，体に触れながら評価する．
　病的反射をはじめとする神経学的所見は，認知症がかなり進行してから出現するものであるが，介護するなかで何らかの不合理な抵抗を感じる場合は，把握反射とうなじ反射，gegenhaltenの有無と程度は把握する必要がある．セラピストの指示する動作が継続できない場合は，MIや保続の有無などを確認する．

H　BPSD
・NPIのスクリーニング評価（Ⅴ-3-3）-⑧参照）
・心理症状と行動症状の具体的な状況
・BPSDに対する現在の対策（家族・介護者から聴取）
＜解説＞
　BPSDがある場合は，リハビリテーションやケアによりその症状が

変化することは間違いないので，その状態を数値化して経過をたどる評価をすることを推奨する．どのスクリーニング評価を使用するかを決めておくとよい．また，BPSDの症候の分類だけでなく，その出現頻度や原因を捉え，BPSDの分類を参考に整理する．頻度や介護者への負担の程度などを記載し，出現する引き金となる事柄，症候を悪化させる原因もつかんでおく必要がある．例えば，家族が認知症を十分に認識できず対応が適切でないこと，周囲のかかわり方がバラバラであること，本人が混乱しやすい環境や状況などが見当たれば，わかりやすい文章で記載する．BPSDに対する直接的な介入はその場限りの対応に終わる可能性が高いため，A～Gのリハビリテーション支援・アプローチのすべてがBPSDの軽減につながると考え，リハビリテーション計画からは外している．

認知症リハビリテーション評価票

V 認知症評価をどう進めるか

*ここに掲載した「認知症リハビリテーション評価票（練習用）」と前頁の「認知症リハビリテーション評価票」は縮小したものです．大きいサイズの「認知症リハビリテーション評価票（練習用）」と「認知症リハビリテーション評価票」は巻末（p.147〜149）に掲載しています．

3 各種評価尺度について

　認知症リハビリテーション評価は，他の疾患と同様に認知症がどのように生活等に影響しているか，運動障害は何か，介護側の問題はないか等の問題を明確にし，合併する疾患があればそれも含めて幅広く評価する必要がある．一方認知症スクリーニング検査などの各種評価尺度は，あくまでも診断や治療評価の一手段である．以下に認知症の各種評価尺度について述べていく．

1）認知症評価尺度の目的とは

　Mini-Mental State Examination（MMSE）や改定版長谷川式簡易知能評価スケール（Hasegawa's Dementia Scale-Revised：HDS-R）は本来，高齢者の中から認知症の人を検出するためのスクリーニングを目的としたものだったが，短時間で実施でき，信頼性や再現性が高いため，認知症の程度を示す指標としても多用されるようになった[4]．評価尺度が広く使われるようになったのは，診断，分類，重症度判定だけでなく，患者間の比較，症状の変化，研究など，医学による立証主義の現れであるとも考えられる．しかしながら，評価尺度は施行の方法，検者の態度や言葉使い，被験者の気分や体調などの影響を受けるし，被験者に軽微な失語症がある場合には適していない．観察式の評価では，介護者の力量や患者との関係性も得点に反映される可能性を考えると，万全ではないことを十分に理解したうえで活用していくべきである．認知症の各種評価尺度の使用目的は以下のようになる[5]．

①第一段階として，初診時に認知症か否かを判別するためのもの
②診断確定後，認知症の進行度，重症度，治療薬の効果を評価するためのもの
③多様な認知症の鑑別診断の補助を目的としたもの

2）実施上の注意点

　評価尺度を実施する際の注意点としては，自分の疾患を十分に認識していない患者に対して，見かたによっては馬鹿にするような内容の質問をするため，いきなり始めるのではなく，導入的会話をして，ある程度

の信頼関係を築いてから,「申し訳ありません.全員にやらなければならないテストなのです.」などと,プライドを傷つけない方法をいくつか準備しておくとよい.

実施に際しては,得点だけでなく受検態度を観察することで,意識障害の有無,うつ病の偽性認知症,振り返り現象(同伴者に振り向く),取り繕いなどを観察することができる.また,MMSEなどの認知機能を評価する尺度については,教育歴などの影響を受けることもあり,あくまでもおおまかに捉える尺度と考え,このような検査を受けることは,決して気分の良いものではないことを考えると最小限にとどめるべきである.そのためには,患者に適した評価尺度を厳選するために,さまざまな評価尺度を,ある程度は理解しておく必要がある.

3) 使用頻度の高い評価尺度

認知症の評価尺度は,質問式と観察式に分類される.また,目的に応じて,正常か軽度認知障害かのスクリーニングとして,認知機能障害の程度をみるもの,BPSDの状態を数値化するもの,認知症全般の測定,ADLや介護負担の数値化などにある程度分類できる.いずれにせよ評価尺度は多用せず,詳細な経過把握や治療効果判定などの目的がない限り,特徴を生かして実施は最低限にとどめるべきである.

杉下[6]によれば,2006年に始まった国際的プロジェクトのアルツハイマー病神経画像戦略(ADNI)では,MMSE,Clinical Dementia Rating(CDR),論理的記憶(Logical Memory Test),高齢者うつ尺度短縮版(GDS-S)の4つの検査を使用しており,これらは認知症の研究等で多用されている.しかし,日本で使用頻度の高い評価尺度はそれとは若干異なる.ここでは,認知症患者のリハビリテーションを実施するうえでわが国で使用する可能性のある評価について触れていく.

① 予防を重点目標としたスクリーニング尺度

地域在住高齢者に多い軽度認知障害(MCI)は,発症後早期に認知症に移行する早期発症型,長期間かけて認知症に移行する遅延発症型,認知症を発症しない非発症型の3つに分類できる[7].認知症予防の目的は早期発症しないよう,遅延発症と非発症にすることを目的としているため,高齢者がある程度健康な時期にMCIの有無を検出することは非常に重要なことである.MMSEやHDS-Rなどの尺度は全般的な認知機

能の尺度であり，MCI を検出できないことが多く，従来から早期発見のためのスクリーニング尺度が保健・福祉の分野で数多く工夫・検討されてきた．

近年は科学的根拠に基づく再現性や妥当性のある尺度が求められるようになり，現在は老研式活動能力尺度の一部分が一次スクリーニングとして広く活用されている．また，牧迫ら[7]は National Center for Geriatrics and Gerontology − Functional Assessment Tool（NCGG-FAT）を開発し，実行機能，処理速度，注意，記憶，図形認識を客観的に評価するアプリケーション（iPad 使用）を開発し，認知症予防の地域支援事業に活用している．

② 認知症高齢者の日常生活自立度判定基準

認知症高齢者の日常生活自立度とは，高齢者の認知症の程度をふまえた ADL の程度を表すもので，介護保険制度の要介護認定では認定調査や主治医意見書でこの指標が用いられており，要介護認定におけるコンピュータによる一次判定や介護認定審査会における審査判定の際の参考として利用されている．

③ Clinical Dementia Rating（CDR）

観察式の行動評価スケールで国際的に最も汎用されており，日本でも用いられることが多い．評価には本人の日常生活を知る介護者からの情報を得た後に被検者に質問を行う．記憶，見当識，判断力と問題解決，地域適応，家庭生活および趣味・関心，介護状況（パーソナルケア）の 6 項目について 5 段階評価を行い，6 項目の中で軽いほうから 3 番目と 4 番目の項目の点（異なる場合は記憶の障害度に近い点）を採用する．Gelb と Laurent によって 1993 年に開発された．

④ Mini-Mental State Examination（MMSE）

1975 年に発表され，国際的に最も広く使用され，推奨されている質問式の検査である．以下の 11 項目（時間の見当識，場所の見当識，即時記憶，計算，遅延再生，物品呼称，復唱，3 段階の動作，視覚指示，文章作成，図形模写から構成されている．AD では HDS-R よりも点数が高く出る傾向，教育年数，運動障害などの影響（書字や模写）に配慮を要する（30 点満点，カットオフ値：23/24）．AD では初期に記憶，見当識が障害され，徐々に失行症状などが現れ，DLB では他の設問に

比べて図形模写だけが拙劣（視覚認知障害）という鑑別に役立つことがある．

⑤ 改定版長谷川式簡易知能評価スケール (Hasegawa's Dementia Scale-Revised：HDS-R)

1974年，長谷川和夫教授により開発され，1991年に改定された．主に日本で広く用いられている．9項目（年齢の質問，時間の見当識，場所の見当識，単語再生，計算，数字の逆唱，遅延再生，物品の視覚記銘，言語の流暢性：野菜の名前）から構成される言語性中心の検査であり，被験者の協力の度合いや精神状態などにより変動する（30点満点：カットオフ値20/21であるが，現実的には26点前後が境界ラインと考えたほうが良く，MMSEと同様に教育歴などが影響する．）．ADの鑑別には有用であるが，DLBの鑑別については設問が乏しいため，本検査に加えて⑥のCDTなどを合わせて行うとよい．

⑥ 時計描画テスト (Clock Drawing Test：CDT)

視空間認知障害だけでなく，数字の意味記憶の障害，うまく描けない場合は構成失行の有無を把握することができる．紙と鉛筆を用意して「10時10分（または8時20分）をさす時計を描いて下さい．」と指示する．ADの早期スクリーニングに有用で，うつ病ではほとんど障害されないとされる．

⑦ かなひろいテスト（Ⅱ-2-3）を参照)

認知症の前段階で低下するといわれる注意配分能力などの機能をスクリーニングする検査で，MMSEが満点でも低下していることが多い．ひらがなで物語を書いた検査用紙の話の意味を読み取りつつ「あ，い，う，え，お」を見つけ出して○をつける．70歳代で9個以下，80歳代が8個以下で認知症が疑われる．

⑧ Neuropsychiatric Inventory (NPI)

行動・心理症状をみる検査で1994年米国のCummings教授らによって作成されたもので日本語版も作成され，臨床試験に多用されている．妄想，幻覚，興奮，うつ，不安，多幸，無関心，脱抑制，易刺激性，異常行動の10項目からなる．患者の行動を良く知る介護者を情報提供者とする構造的インタビューに基づいて評価される．介護負担の評

価が加わる NPI-D，施設入所者用の NPI-NH，質問紙を用いる NPI-Q の各種バージョンが作成されている．

⑨ behavioral pathology in Alzheimer's disease rating scale (BEHAVE-AD)

行動・心理症状をみる検査で AD に対する評価尺度で，妄想的観念，幻覚，行動障害，攻撃性，概日リズム，感情障害，不安と恐怖の 7 領域 25 項目を 4 段階で評価する．新薬の治験でよく用いられた．

⑩ Physical Self-Maintenance Scale (PSMS)/手段的日常生活動作能力 (Instrumental Activities of Daily Living：IADL)

認知症者の ADL をみる検査であり，PSMS は排泄，食事，着替え，身繕い，移動能力，入浴の 6 つの基本的な生活機能（基本的 ADL）をそれぞれ 5 段階に評価し合計点を算出する．IADL では電話の使い方，買い物，食事の支度，家事，洗濯，移動・外出，服薬管理，金銭管理の 8 項目（手段的 ADL）から構成されており，それぞれの評価点数から合計を算出する．いずれも家族，介護者からの情報により評価するものできわめて簡便で活用しやすい．検者の職種間で高い相関が得られている．

⑪ 高齢者うつ尺度短縮版 (GDS-S)

うつの有無をスクリーニングする簡便な自記式評価票で，各設問に 2 件法で答える．15 点満点中，うつなし：0～4 点，うつ傾向：5～9 点，うつ状態：10 点以上と分類する．ただし，うつ病を診断するものではない．

⑫ Zarit 介護負担尺度 (Zarit Caregiver Burden Interview：ZBI)

介護によってもたらされる身体的，心理的，経済的負担などを 22 項目の介護者への質問によって各 5 段階で評価する．荒井らにより，日本語版の短縮版 J-ZBI8 も作成されている．

⑬ 生活空間評価 (Life-Space Assessment：LSA)

個人の生活の空間的な広がりを評価する指標で，その目的は評価実施前の 1ヵ月間における通常の生活空間（距離，頻度，自立度）を調べることにある．寝室からの距離で 0～6（寝室，住居内，自宅周辺，近隣，町内，町外）まで規定され，0 から 120 点の範囲をとる．

⑭ Lubben Social Network Scale (LSNS)

　LSNSは10項目からなるソーシャルネットワークの評価指標である．対象者を中心に構築された社会的人間関係を測るもので，少なくとも月に1回以上顔を合わせる機会や消息をとりあう親戚兄弟は何人いますか．」に対し，何人いるかを答えるような設問からなり，0～50点の範囲をとる．最近は6項目からなる短縮版LSNS-6もできている．

VI 評価を介入にどうつなげるか

1 評価とアプローチ・支援との関係性

　本書では，リハビリテーション専門職が直接かかわることをアプローチとし，家族を含め患者にかかわる専門職がチームでかかわることを支援としている．

　アルツハイマー病の進行過程について**図1**に述べた[1~4]．しかし，認知症症状の経過は疾患によって異なり，複雑な脳の神経細胞のダメージに加え，千差万別な個性と個人史，複雑な物理的環境と人的環境，疾患の進行状況が相まって，一人一人が全く異なった症候を呈しており，その複雑な症状に対する進め方（何を優先しどこから手をつければよいか）が難しく，すべての評価や方法論を画一化できないのが特徴である．小川[5]は，**図2**のように認知症理解の図式を示しており，非常に難しい事例はこの関係性を念頭において問題点を整理するとよい．

　認知症のリハビリテーションに関しては，認知症疾患ガイドラインによれば非薬物療法として紹介され，治療介入の標的とされるものは，認知，刺激，行動，感情の4つであり[6]（Iの表7を参照），用いられる手法は，心理学的なもの，認知訓練的なもの，運動や音楽療法的なものに大別できるとされている．非薬物療法はその媒介により○○療法と称され，クリエーティブなもの（音楽，絵画，詩歌など）や活動的なもの（レクリエーション，ゲーム，ダンス，スポーツなど），そして生物を使用するもの（ペット，園芸，乗馬など）と，実にたくさんの種類がある．

　一方，認知症ケアに関しては，認知症介護研究・研修センターで「認知症の人のケアマネジメントセンター方式」を開発し，ケアの原則として，

Ⅵ 評価を介入にどうつなげるか

	CDR	HDS-R(点)	MMSE(点)	記憶障害	見当識障害	言語障害	精神症状	行動障害	運動障害	IADL障害	BADL障害
臨床症候の経過と重症度（主にAD）											
MCI	0.5								歩行パフォーマンス低下	±	−
軽度	1	18〜	21〜	近時記憶障害　即時記憶障害	時間の失見当	健忘失語	不安・うつ・妄想	焦燥		+	−
中等度	2	11〜17	11〜20	遠隔記憶障害	場所の失見当　人物の失見当	感覚性失語	幻覚・鏡現象	多動・徘徊・暴力　不潔行為	失禁　歩行困難	+	+
重度	3	0〜10	0〜10	完全健忘		全失語			固縮　四肢拘縮	+	+　全介助　嚥下障害

* HDS-R　カットオフ値：20/21　（高学歴等26点前後）
* MMSE　カットオフ値：23/24　（高学歴等28点前後）

図1 重症度別の支援・アプローチに向けて　　　　　　　　　　　　　　　　　　　　　　（文献1〜4）より引用）

　尊厳・利用者本位（その人らしさ），安心・生の充実（安心，快），自立支援・リハビリテーション（力の発揮），安全・健康・予防（安全，健康），家族や地域とともに進むケア（暮らしの継続性）という理念と視点を述べている．ケアという視点においても自立支援の視点が欠かせないことが明記され，リハビリテーションの必要性を示唆している．
　ここでは，認知症リハビリテーション評価票の計画立案（健康への支

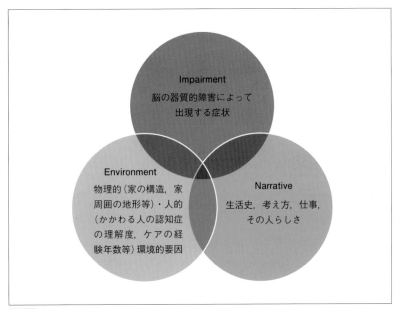

図2 認知症理解の図式
impairment や narrative がそのときの状況や環境と関連しながら症候は出現する．
(文献5)より引用)

援，環境への支援，かかわり方への支援，活動への支援・アプローチ，IADL・ADL への支援・アプローチ，認知機能へのアプローチ，身体機能へのアプローチ)の際に，各々の評価からどのように計画を導き出すかについて簡単に解説する．

1) 介入すべき項目と優先すべき対応

認知症の状態は重症度もさまざまで，精神的に不安定な場合もあり，他の障害評価のようにスムーズに進めることができないことが多い．しかし，ある程度の状態を把握することができれば，何らかの支援やアプローチを進めていかなければならない．認知症の症候により，(中核症状が出現しているものの) 比較的安定している場合と BPSD が出現して不安定な場合の2つに大別でき，その進め方も異なってくる．重要なことは，本人や家族 (または介護者) が精神的に安定した状態で生活することであるため，介入すべき項目と優先すべき対応は**図3**のようになる．これらリハビリテーション支援・アプローチの7項目のうち，「A～Cは主に本人や家族 (介護者)，他職種に対する支援 (説明や助言や指導) をする」，「DとEはセラピストが直接アプローチするとともに支援

VI 評価を介入にどうつなげるか

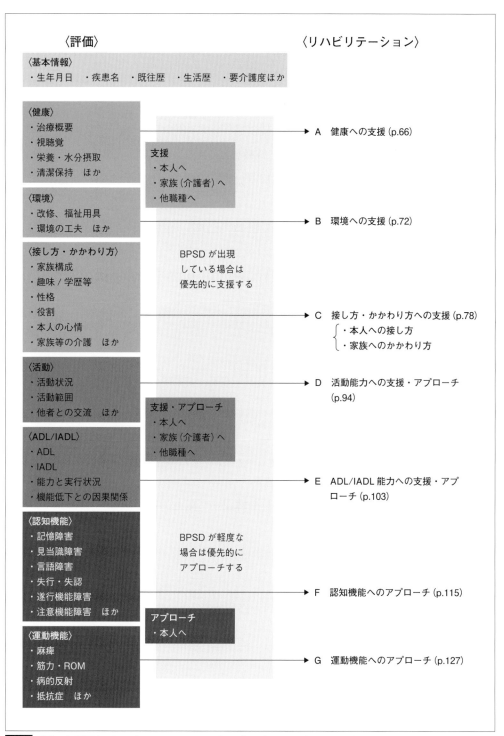

図3 認知症評価とリハビリテーション—介入すべき項目と優先すべき対応
図中にBPSDに関する項目がないのは,以下のリハビリテーション支援・アプローチによりBPSDが軽減するものとして捉えているためである.

(説明や助言や指導)をする」,「FとGはセラピストが直接実施する」のようにかかわり方の違いで3つに分類している.

2）評価から見いだす支援・アプローチ

① 基本情報から

　認知症の原因疾患，経過などから進行の早さ，予後などを大きく捉えることができる．また，要介護認定を受けた時期，IADLやADLに支障をきたし始めた時期，歩行不可能になった時期などは，認知症症候の予後を予測（長い間歩いていない場合は改善に時間がかかる等）し，リハビリテーションの目標を定めるための重要な情報となる．

② 健康状態の把握から

　通院，認知症の治療（薬物，非薬物）経過，服薬状況（飲み忘れの有無）は健康に直結する情報である．また，水分・食事摂取量は自己管理が難しいため，量や内容の管理は重要である．排尿・排便へも影響し，特に便秘症状を引き起こしやすくなる．睡眠時間の異常は薬剤投与だけでなく活動量との関係も考慮しなければならない．清潔保持も難しくなるため，適切に支援し，規則正しい生活を取り戻し，健康状態をいかに維持向上させるかの対策を講じなければならない．

③ 環境の評価から

　介護保険等による住宅改修や福祉用具などがあれば，どのように活用しているかを把握する．認知症があると，部屋に閉じこもることが多いため部屋の外や家の外に出たくなる環境，家族と交流できる環境を作る必要があり，認知症が軽度でも重度でも基本的には日中臥床することのないような環境づくりが最も重要である．また，家族がそれをすべてやってしまう事態は認知症をさらに進行させるため，自立支援を促すような環境や表示の工夫をとり入れる．

④ 接し方・かかわり方の評価から

　本人の趣味や学歴，性格を把握し，現在の状態をどのように考え，どのような心境にあるか等によって支援を検討する．そして，家族や介護者（施設介護職員も含む）の心境をつかみ，理解し，どのようにかかわれば良いかを支援する．基本的には，行動を了解する，否定しない，安

心させる，が基本となり，ここは認知症ケアで最も重要な部分である．
　リハビリテーションにおいては，「本人にどのように接しかかわるか」「家族（介護者）にどのようにかかわるか」の２つに大別できる．評価で明らかになった認知機能や身体機能から起こる制約について正しく理解してもらい，共通の認識のもとで，チームでどのように分担しどのようにかかわるかについて具体的に検討すると非常に効果的である．

⑤ 活動の評価から
　総臥位時間と１日のスケジュールから，活動量が十分か否かを検討する．活動量は健康状態を維持するために非常に重要なものであり，認知症の進行にも影響を及ぼすものである．一般高齢者に比べると要介護高齢者は活動量が低下しがちであるし，認知症や身体機能の経過（活動量が低下しているか，増加しているか）をみて，可能な限り活動的な生活を送るよう支援しアプローチする必要がある．

⑥ IADL/ADL の評価から
　認知症の IADL/ADL の問題は，認知機能低下によるもの，身体機能低下によるもの，双方が影響しているものの３つに大別できる．評価は「できない」のは何が原因かについて掘り下げ，どのように支援が必要か，どのようにアプローチすれば可能になるかについて丁寧に分析する必要がある．このほか，家族（介護者）が介助してしまい「していない」IADL や ADL がある場合も多いので，注意が必要である．

⑦ 認知機能評価から
　認知機能の評価は進行するほど正確に把握できなくなるため，評価可能な時期に可能な限り正確に評価しておくとよい．認知機能のどの部分が低下しているかについては，特に，日常生活に支障をきたしている場合は，その評価になれていないセラピストであっても，自立支援や介助を容易にするために，認知機能のどのような部分が影響しているかを可能な限り明確に把握する必要がある．評価が非常に難しい場合は，保たれている能力を優先させて実施し，肯定的な生活体験を繰り返し感じてもらい，詳細な評価は時間をかけて実施する．認知症が進行しても比較的保たれている能力は以下のようになる[7]．（XIII-表3参照）
・手続き記憶（習慣的な技術など）
・長期記憶

- 全体的な運動機能
- 音楽とリズムの理解
- 社会的技術
- 情緒的な関心・記憶
- ユーモア
- 感覚的な関心事など

⑧ 身体機能評価から

　認知症初期の身体機能低下は見受けられないと考えられがちであるが，歩行スピード低下やバランス低下という形で現れ，脳の損傷が進めば，最終的には中枢神経障害が出現し，進行すれば最終的には臥床状態になることも多い．気をつけなければならないのは，中等度から重度者にみられ，前頭葉障害に起因するさまざまな病的反射やgegenhaltenなどである．通常の運動障害ではなかなかみられない症状で，本人が無意識下で出現しているにもかかわらず，介護者や家族が「嫌がっている」「私を拒否している」と誤解することも多く，どのようにケアするかという点で支援も必要となる．

　また，臥床状態になれば，四肢の筋緊張が亢進し，食事摂取が難しくなり，関節拘縮によりケア負担が大きくなるだけでなく，褥瘡の発生や肺炎の発生などを予防する取り組みも重要となる．

⑨ BPSDの評価から

　BPSDの症状は，そのタイプや内容，出現頻度や家族（介護者）の負担の程度などを把握し，BPSDが出現し悪化させている原因もつかんでおく必要がある．BPSDに効果のある非薬物療法はさまざまあるが，最も重要なことは周囲の人のかかわり方である．特に拒否や拒絶を額面どおりに解釈すると決して良い結果は生まれない．拒否の背景の隠れた原因を理解し，指向を変えたりしながら適切なケアを提供する必要がある．BPSDの出現には健康状態や環境，活動状況も大きく影響するので，V-2-1）のA～Gの評価から，どのように生活を支援し，どのようにかかわるかを模索する．

　BPSDはさまざまな要因が複合的に影響しているため，BPSDに対する直接的な介入は一時的な対処法に終わってしまうことになる．そのために，さまざまなリハビリテーションを実施して結果的にBPSDが改善すると捉えたほうがよい．

2 経過をたどる

　認知症リハビリテーションの効果や変化について，スクリーニング検査などで把握することには限界がある．認知症リハビリテーションの効果は，点数ではなく，本人や家族がその効果を実感することが重要である．治療に携わる医師は，以下のような項目で変化を判断するという[8]．

- その場に相応しい感情表現，表情の変化ができているか（感情表現）．
- 認知症の人の言いたいことが言えているか．辻褄の合わないことを話す回数はどうか（意思表示）．
- 洗面や入浴，着替えはどれくらいできているか．家事の手伝いはしているか．テレビ，新聞，その他以前からの趣味に関心を持っているか（自発性や関心）．
- 今日の朝食に何を食べたか覚えているか．片づけた物を見つけられるか（最近の記憶）．
- 家族の話についていけるか．込み入った内容の会話が理解できるか．
- など

　一方，対象者に実施するスクリーニングテストや介護者に聴取して行う認知症評価，ADL評価などから導かれた得点は，評価者のためだけでなく，混乱しがちな家族や介護者を納得させる素材となり，むしろそこから安心を生むことも多い．そのため，初回だけでなく，その経緯を追うことは重要である．しかし認知症の症候のすべてをとらえるテストはなく，客観的に表現できる評価も非常に少ないため，対象者のさまざまな側面からの変化は，文章化などでその経過を捉えていく必要がある．

　なぜなら，そのような記録の積み重ねの中から，新たな課題解決策が見いだせるかもしれないからである．そればかりか，課題の多い認知症リハビリテーションの研究テーマなども潜んでいるかもしれない[9]．

＜変化の記録をとる際のポイント＞
- 介護者の精神的負担と肉体的負担は軽減しているか
- 険しい表情から穏やかな表情に変わっているか
- 家族以外の人との交流は増えているか
- さまざまな場面を楽しめているか
- 生活の中で「できること」は増えているか
- 活動的な生活になっているか（落ち着いた生活になっているか）
- その他

VII 認知症患者の健康管理と支援

1 認知症の人の健康管理の重要性

　　認知症発症後は，原因疾患の悪化だけでなく，その経過のなかで廃用症候群や老年症候群によりさまざまな身体症状を合併する．近年は，認知症の人の療養を生涯にわたるスパンで考え，認知症の合併症，介護負担を包括的に捉える医療が求められているとし，脳との機能連関から老年症候群を考える研究が行われている[1]．外来を受診した500名のアルツハイマー型認知症（AD）の研究によれば，認知症の進行とともに頻度の増加する症候，変わらない症候，逆に少なくなる症候があり（図1）[2]，この中で，転倒，尿失禁，睡眠障害などの身体症状は介護負担を大きくするという点で注目すべきであると述べている（転倒に関しては，「XIV 運動機能へのアプローチ」の項を参照）．

　　認知症のケアやリハビリテーションにおいて健康への支援は最も重要である．人は各々が自ら健康管理を行っているが，認知症が進行すると健康管理は非常に難しくなる．ここでは自己管理が難しい認知症の人の生活における「健康への支援」について述べていく．

2 服薬について

　　慢性疾患あるいは認知症の治療薬を定期的に飲んでいる場合，認知症が軽度であれば，薬の入れ物などの工夫で飲み忘れを解決できるが，認知症が進行すると服薬管理に介助が必要になる．服薬を拒否したり，頻

VII 認知症患者の健康管理と支援

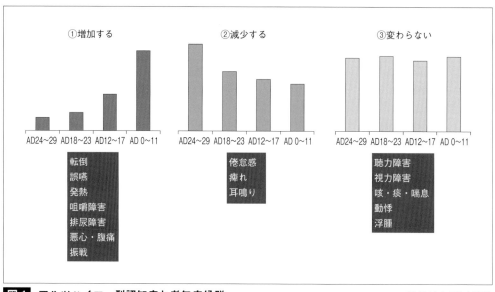

図1 アルツハイマー型認知症と老年症候群　　　　　　（文献2）より改変引用）

繁に薬を欲しがったりする場合は，いずれも健康を害することにつながるのでさまざまな工夫が必要になる．例えば，服薬を強く拒否する場合は，お菓子に忍び込ませることも必要であろうし，頻繁に薬を飲みたがる場合や眠れないと訴える場合は，「この薬はとっても効くのです．」などと偽薬を手渡して安心してもらうことも必要である．

3 水分・食事の摂取量

認知症の人で，10分前にご飯を食べたばかりなのに「昨日からご飯を食べていない．」と言って困らせることがある．しかし，反対に十分な水分や食事を摂っていないのに「食べたばかりで欲しくない．」などと何も口にしないこともある．何も口にせず栄養状態が悪くなれば，感染症や肺炎に罹患しやすい高齢者にとって大きなリスクとなるばかりか，認知症の症状が悪化することさえある．特に水分摂取を疎かにすると生命にかかわる問題にもつながりかねない．体重を定期的に計り，急激な減少や増加に留意しなければならない．

認知症が進行してきたら，病院や施設で実施しているように食事ごとに全量のうち何割ほどを摂取したかについて記録するとよい．水分摂取量の把握は最も重要で，管理が難しい場合はペットボトルなどに1日

分を入れておき，定期的に摂取するよう指導するなど，1日の食事摂取量と水分摂取量をしっかり把握することが基本である．また，栄養不良による貧血や水分摂取量の不足による腎盂炎などに注意する．拒否的な反応がある場合は無理に食べさせようとせず，他者が食事をしている場所に座ってもらい，自然な流れで「一緒に食べてみましょうか？」などと促すとよい．「これは美味しい．」「これはちょっと辛すぎる．」などと会話をし，食事は楽しいものと感じてもらうことが必要である．また，空腹になるような活動をしているかについても着目しなければならない．

4 排尿・排便に関すること

　認知症のある高齢者の健康に支障をきたす排泄の問題は，もともと排泄機能の疾患がない場合は，前述したような食事の工夫や水分摂取によりある程度はコントロールできる．排尿に関しては，施設入所者の半数に尿失禁がみられ，その多くが機能性排尿障害（トイレの場所がわからない等）であるが，そうでない場合を見極めて医師の診察を検討する必要がある．排便に関しては，食生活が乱れ，活動量が低下することで下痢や便秘が起こる．排泄はデリケートな部分なので，家族や介護者が十分に関与することができず，「ずっと便が出ていない．」という本人の訴えを信じて下剤が処方され，ひどい下痢になるといった事態も起こる．便秘には，運動の消化器系臓器への効果が期待されるので，そのような意味でのリハビリテーションは欠かせない．

　入浴を拒否し，何日も入浴や清拭をさせない場合は膀胱炎などの尿路感染症にかかることもある．また，認知症が進行すると膀胱に尿がたまる膨満感を尿意と認識できないこともあり，その場合は定期的なトイレ誘導をする介助方法に変更する必要がある．また，排泄の問題は服薬の影響も考えられる．

5 睡　眠

　高齢者の75％が睡眠の不調を訴え，そのうちの21～34％に不眠症があるといわれている．認知症における睡眠障害は，それに関連する夕暮れ症候群や徘徊などの行動障害にも影響し，家族や介護者の大きな負

担となる[3]．睡眠障害の背景にある原因を解消することが重要で，その改善のためには，睡眠環境の改善，適度な運動，睡眠導入剤などの服用があげられる．薬物の使用は傾眠や転倒を起こす可能性が高くなることに注意が必要である．

　睡眠の問題の背景には日中の活動量がかなり大きく影響していることを忘れてはならない．睡眠時間にばかり気をとられすぎないで，まずは日中の活動量を意識的に増やして，数日後の睡眠時間の変化で対応を検討するとよい．

6　運動の大切さ

　運動が認知症そのものの予防に効果があることは明らかであるが，それにも増して認知症の高齢者の睡眠をはじめとするさまざまな健康要因に大きな影響を及ぼすものである．そのような意味でのリハビリテーションは重要であり，健康を維持向上する目的を明示して取り組む必要がある．

　近年は，運動により筋肉から放出されるホルモン（ミオカイン）の研究により，運動が免疫力を高めるという効果も注目されている．このことは，運動を専門とするセラピストは積極的に学び，認知症の人の健康に役立てていく必要がある（XIV-3-2)-④を参照）．

7　変化を見逃さない

　認知機能低下やBPSDにより，健康状態の自己管理ができなくなった人の健康状態は，行動や表情の観察，いつもとは異なる訴えなどから推測するほかはない．急激な痛みや不調はわかりやすいが，そのことを正確に伝え表現することができないことが多い．そのため，認知症の人の健康は，よく観察して変化を見逃さないことが重要である．直感的に「いつもと違う．」と感じたときは，バイタルチェックなどにより状態を把握し，リハビリテーション時は顔色や声，動作などから客観的に判断する必要がある．体力低下や慢性的な体調不良は，自分の症状を具体的にうまく表現できずに見逃されることが多い．わずかな活動で呼吸数や心拍数が上昇し回復に時間がかかる場合，活動後の会話が減少し食事量

も減少している場合，外出や集団活動への参加を拒否する場合などには留意しなければならない．このような兆候が出現したら，いつから出現したか，原因は何かを追求し解決策を見いだすことが肝要である．筆者の経験から多かった原因は，（重大な疾病を除く）発熱，関節痛，服薬トラブル，便秘，下痢，睡眠不足，疲労，空腹などであり，早めにそれに気づいて対応すると比較的容易に解決できる．

8 低栄養状態，褥瘡，浮腫など

　認知症が重度化してくると，末期には臥床状態になる．徐々に筋緊張が亢進し，拘縮が発生し，拘縮は褥瘡を悪化させる原因となる．この頃になると嚥下障害も起こり，低栄養状態になる可能性も高くなる．全身性あるいは部分的な浮腫がある場合は，基礎疾患の治療とともに，皮膚の感染症管理，褥瘡予防に留意しなければならない．臥床状態で浮腫，発熱が重なれば，短時間で重篤な褥瘡が発生する可能性が高い．入院高齢者に多く発生する浮腫として，安静によるもの，心疾患，麻痺性のもの，低蛋白血症，肝硬変があるとする報告がある[4]．

　四肢の筋緊張亢進，関節拘縮は最終的に重大な健康上の問題，ケア上の問題につながる．そのため，認知症が進行し，（歩行困難などの）運動機能障害が出現したら，むしろ積極的なリハビリテーションを実施し，車椅子に乗車してもらい，活動的な生活を提供し続けなければならない．

9 清潔の保持

　入浴動作はADLの中で最も難易度の高い動作である[5]．高齢者が要介護状態に陥る前に，複雑な動作（移動，更衣，洗体・洗髪）で成り立つ「入浴」を嫌がるようになる時期がある．一般高齢者の1週間の平均入浴回数は6.5回であるのに対し，要支援ではない特定高齢者の平均入浴回数は4.7回という報告がそれを物語っている[6]．認知症高齢者は，このような高齢者特有の状態に加え，拒否的になる時期があり，この場合，圧倒的に「入浴」を拒否することが多い．「本人の意思を尊重するケア」にかかわりすぎると何週間も入浴しないという事態となり，それに付随する健康問題が出現する．「接し方・かかわり方の支援」の項で詳細を

述べるが，あの手この手で，ちょうど良い湯加減の湯船に入れば，おそらく今度は「出たくない」と言い出すであろう．とにかく，健康のために清潔を保つ必要がある．浴槽で心地良い感覚を認識させることができる入浴は清潔を保つ絶好の機会である．

VIII 認知症患者の生活環境と支援

　認知症の人には，安定した生活が必要であるが，「安定した生活」という表現はあまりにも抽象的である．次の項に「接し方・かかわり方の支援」として家族や介護者，あるいはセラピスト等の専門職がどのように接していけば良いかについて述べている．ここでは認知症の人にはどのような物理的環境（人的環境を含めて）が良いかについて述べていく．

1 どのような環境が良いか

　認知症高齢者にとって最も良い環境は慣れ親しんだ住まいである．しかし，その環境が本人の能力に見合わない，あるいは孤独な状況にある場合，むしろ認知症を悪化させる原因になっていることも少なくない．認知症が進行し，慣れ親しんだ環境での生活が難しくなった場合はむしろ別の環境に移行したほうがよいこともある．「認知症患者には慣れた環境が良い．」という定説は，中核症状が軽度の時期の話であろう．実際に，恵まれた環境で在宅生活を送っていても，認知症の進行とともにBPSDなどが出現し，在宅でのケアが困難になって施設入所すると，落ち着いた生活が可能になるという事態はまれではない．
　環境は，施設でも自宅で生活する場合でも，明るくて清潔で落ち着いたなじみの環境が良く，自分の居場所となる場所を見つけてあげることも必要である．また，施設や病院では，できる限りベッドから離れて他者と一緒に食事や談話ができるような環境づくり，トイレの場所がわかりやすい環境も重要で，ユニット型式（部屋のドアを開けたときに廊下ではなくいつも誰かがいる居間が広がる構造）が推奨されている．自宅

で介護する場合は，寝たきりにならないよう居間に近い場所にベッドを準備することが多い．

　良い環境とは，明るくて清潔で立派であればよいというものでもない．物理的環境よりむしろ人的環境の影響が大きいと考えられる．在宅介護が困難になり，施設に入所してBPSDが軽減するのは，今まで馴染みのなかった多くの介護職員や入所者と知り合い，楽しく交流でき，活動できる環境が影響している．在宅で生活する認知症の人の多くが軽度であると仮定して，在宅の環境支援で気を付けなければならないことは以下の2点である．

①本人の能力（できることとできないこと）を見極めて，できないことはさりげなくサポートし，できることはしっかりやってもらえる環境を作る．

②家族との会話を楽しみ，多くの人と接することができる（居間など）環境を作る．

　認知症になると，家族は可哀想だと他者との交流を避けたがることもあり，擁護しすぎて人との交流や活動を制限するような環境になってしまいがちである．しかし，たとえ素晴らしい環境でも，同じ場所に一人でいることのほうが悪循環に陥りやすい．自宅内の動きのある場所で，多くの人と接することのできる場所にいて，できることを手伝って役に立ったり，ジョークを言って会話を楽しんだり，家族と一緒にさまざまな場所に出かけるような普通の環境が最も良いのである．

　認知症が進行し，運動機能低下が出現した場合は，他の運動障害と同様に住宅改修や福祉用具の導入が必要になる．その詳細はここでは述べないが，前述した①と②を考慮に入れて本当の意味での良い環境を整備する必要がある．

2　風通しの良い環境

　小澤[1]の著書の中に，認知症になった姑を介護する嫁の記述がある．その内容は「それまで誰もが羨むような立派な邸宅に住み，いつもピカピカに掃除して，きれいな庭を手入れしていた嫁であったが，姑が認知症になった途端に，家の中は散らかり，庭は草だらけになった．そして，今まであまり近所付き合いがなかったにもかかわらず，隣の人に声をかけて姑を見てもらい，買い物に出かけるようになった．」というもので

ある．これは決して悪い例ではなく，姑がとても精神的に安定している「良い例」である．認知症の姑の介護を優先し，近所の力を借りるという前向きな選択をした賢い嫁の事例である．

認知症に対して，いまだに偏見を持つ者もいるであろうし，理解していても実際に家族がそうなると深刻な心情になるかもしれない．しかし，認知症の人にとっても家族にとっても，ありのままの姿を理解してもらい誰にでも相談できる環境が最も良い．近所の人だけでなく，訪問介護や訪問看護，通所サービスなど，さまざまなサービスを使い，物理的にも人的にも風通しの良い環境が作れるよう心掛けることが一番である．

3 表示やメモリーエイドなどの工夫

記憶機能障害がベースの認知症者は日々の記憶が曖昧になり，薬を飲んだことを忘れたり，トイレの場所を忘れたりする．その場合，さまざまな表示を利用することがある．この単純明快な方法が（一時的ではあるが）良い結果を生むこともある．メモリーエイドとしてカレンダーへの記載，メモの利用，日記の利用などがある（「XII IADL・ADL 能力への支援とアプローチ」を参照）．

＜道に迷った時に被害を最小限にする方策＞

常備している財布の中，履物，杖，衣服の裏側などに氏名，住所，電話番号を書きいれておく．携帯電話を常備している人であればGPS機能を使用するのもよい．また，一人で外出しないようセンサーなどを設置することもある．行方不明になる認知症者が増え，さまざまな介護用品が開発されているので参考にするとよい．

＜火の始末＞

認知症がごく軽度で危険性が微妙な場合は，火を使わないようにするとか，ガスの元栓を閉めるなどの対策を講じることが多いが，認知症があるために禁止されていること自体を忘れるのは当然のことである．そのような場合は，元栓を閉めるだけでなく，火を使う場所やいつも過ごしている場所の目立つ場所に「火の始末に注意」「火を使うときはここから離れないでください」などと表示する方法がある．自宅で過ごす認知症の人の初期段階の最もリスクの大きいものが火の不始末である．深刻な事態（火事）になる前に，一人暮らしであれば家族との同居や施設入所を検討するべきである．

＜トイレの場所＞

認知症が進行すると慣れ親しんだ自宅のトイレの場所さえわからなくなることがあり，排泄機能に問題がない場合でも失禁してしまうことがある．明らかに失見当識があれば，いつも過ごしている居間からトイレまでのルートに，トイレの場所がわかるような表示や矢印をつけるとよい．認知症が進行し，トイレ以外の場所がわからなくなった場合も同様である．

＜慣例の行動の記録＞

生活の中で毎日行う食事，服薬，更衣，整容，排便回数などは決まりきった慣例の行動であるが健康を維持するためには非常に重要なことである．認知症があると忘れてしまい，何度も繰り返したり，時には忘れてしまったりという問題が起きる．忘れやすい行為についてはノートやカレンダーに記載（メモリーエイド）することで解決することがある．食卓などにいつも大学ノート等や規定の書式（**図1**）を置いて，日記のように日時や天気のほか，さまざまなことを記録してもらうのもよい．場合によっては，日々の時間ごとの表示を時計の近くに置く場合もある．ただし，認知症が進行すればこのような手段は使えなくなることが多い．

＜運動機能障害が進行したら＞

運動機能障害が出現したら，すぐさま移動支援の福祉用具を検討し，移動しやすい環境を検討する必要がある．移動能力が低下すると認知症の症状が悪化する可能性が高くなる．

随意運動ができなくなれば，寝返りなどが困難になり，ベッド周りのあらゆる環境整備が必要になる．通常の運動機能障害の環境整備と同じである．

・歩行時のふらつきがひどくなった：杖や歩行器，手すりなどの設置
・歩けなくなった：ベッドと車椅子の準備，車椅子で移動できる環境，外出できる環境，ポータブルトイレ（あるいはオムツ）の検討，入浴方法の検討
・臥床状態になった：寝返りが困難ならエアーマット，車椅子移乗のためのボード，介助者の負担軽減のための工夫

4 高照度光の影響

認知症高齢者で夜間せん妄や夕暮れ症候群（夕方から不穏や徘徊が悪

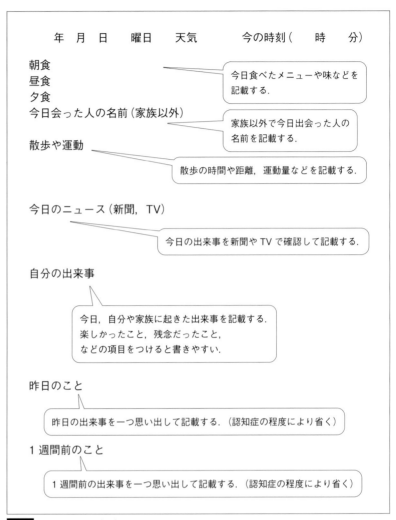

図1 日記の書式(例)

化する)などを示す症例において，屋内で生活することの多い認知症の人の生活にメリハリをつけるために，高照度光照射装置を使用する方法がある．日中の間の数時間(あるいは昼から夜にかけて)の照射で夜間せん妄や徘徊の出現頻度が減少するという報告がある[1]．ただし，実際に高照度光の対策は，BPSD発症の原因をたどれば，根本的な解決策ではないことを言い添えておく．

5 環境の変化に立ち向かう力

　「転居」などの環境変化で認知症が発生する事例や悪化する事例は多く，高齢者の転居を憂慮する声もある．しかし，転居には，住まいが変わるという物理的環境だけでなく，周囲に知人や友人がいなくなる，孤独になるなどの人的環境の変化が大きく影響する．

　認知症になっても，同じ環境で過ごせるのが一番である．しかし，認知症が進行し在宅介護が困難になった人が，施設に入所して落ち着くという現実を，単に環境という漠然としたものでは説明できないものである．環境が変わったら，その環境に慣れるよう根気強く支援し，適切なケアにより信頼関係を築いていく努力が必要である．認知症が進行すれば，家族が介護できなくなることは多く，施設入所の時に本人が「家に帰りたい．」と泣いて，一緒に家族が動揺し，悲しみ悩むこともある．しかし，家族が介護できないとわかっているならば，施設という新しい環境に委ねるしかない．重要なことは，本人の言葉に翻弄されず，新たな環境に慣れるために施設職員とともに前向きに努力を重ねることである．

　認知機能障害が進行すれば，本人が求めることが最善とは限らない．自宅でなくとも，本人が楽になれて落ち着いて過ごすことができる新たな環境が必要なことも十分にありうるのだ．長い年月を生きてきた高齢者は，経験豊富で忍耐強く，実は柔軟で強い心を持ち，むしろ若い人よりもずっと「環境の変化に立ち向かう力」が強いと筆者は感じている．

IX 患者本人に対するセラピストの接し方

1 認知症高齢者を知る

1）高齢であること

　私たちは，日々高齢者の身体，認知，情動にかかわり，共感的な姿勢でケアやリハビリテーションを実践する必要があるが，高齢者の心を本当の意味で理解しているとは言い難い．では，高齢者とはどのような存在なのであろうか．

　「老いる」ことについての体験的思索は古い時代から存在する．過去には人は乳幼児期から青年期までに心身が著しく発達し，壮年期の維持を経て高齢期に衰退するという高齢者感が支持されていたが，1980年代を境に，人は死ぬ直前まで生涯にわたって何らかの発達を遂げるという考え方に代わり，高齢者は肯定的に捉えられる存在となった．Ericson[1]によれば，高齢期の課題は，長い人生で得た経験を人生最後の段階で「統合」することであり，それを乗り越えることができなかった場合は「絶望」に陥るとされ，統合と絶望という心理拮抗状態により「英知」を生み出すとしている．高齢者が**若い頃の体験談を繰り返し話したがる場面**が多いのは，このような理由からであろう．

　高齢者とはそのような存在であり，個人に向き合う前に，「高齢者」という対象を肯定的に捉えることが重要である．認知症の人の多くは人生の集大成の時期におり，たとえ不完全でもこれまでの人生経験を統合した英知を生み出す可能性のある存在であることを忘れてはならない．認知症の有無にかかわらず，**かかわりのなかで，自伝的記憶を聴取ある**

いは部分的に引き出すことは非常に重要な技といえ，高齢者の体験談などに傾聴することで，「私は私で良かった．」と感じてもらえるよう支援することが重要である．

　また，高齢者はさまざまな喪失体験のなかで心細さと依存欲求がありながら，一方では尊厳ある精神の自立を可能にする超越的な側面を持っている．同時に若い頃から変わらない不変的な側面も潜在し，これらが個人の中に共存している[2]．そのため，**一方的に弱者と決めつけて擁護しすぎてはならず，可能な限り自立と自律を支援し，残された能力を引き出し，他者との交流を図り，生き生きとした生活を保障する**ことが重要である．

2）認知症であること

　認知症のケアやリハビリテーションのポイントは，認知症になったことのない自分たちが，どこまで認知症の人の心情に近づくことができるかである．そこには，若い人たちには体験したことのない，想像もつかないような強い不安と深い喪失感が存在するであろう（「Ⅳ-5　相手の立場になれるか」を参照）．BPSD出現の背景の一部には，**記憶障害などの中核症状による不安や生活しにくさに，心身の状態や性格や環境などが影響し合う**と考えられる事例がほとんどで，そのような事例では対応次第では症状が著しく改善する．前述したような，高齢であるという特殊な状況に加え，**認知機能低下という信じ難い事態に陥った自分を必死で守ろうとしている状況**を理解しなければならない．そして，認知機能障害がいかに「心」に暗い影を落とすかを感じ取るために，われわれも過去の記憶を失う恐ろしさを一度は真剣に想像してみなければならない．

2　対応の基本姿勢

　認知症ケアでは，従来の医学的対応に基盤を置くケアに対して，その人らしさを維持することを大切にするケア，つまりTom Kitwood（英）のperson-centered care（人が中心のケア）[3]が基本となる．その人らしさとは，**1人の人間として認められること，尊重され，信頼される**ことを意味している．そして，環境等の影響を受けてゆっくりと変化する脳の適応力に着目し，認知症は治らないという考えに対して，**脳は適応**

表1 良い状態と悪い状態

○良い状態	○悪い状態
・自分の意見をはっきり述べる.	・相手にされない悲しさ, 寂しさがある.
・身体的にくつろいでいる.	・身体的に不快さや痛みがある.
・自尊心を見せる.	・無気力や引きこもりがある.
・他の人を援助する.	・興奮している.
・ユーモアがある.	・退屈である.
・社会的かかわりを持つ.	・不安や絶望がある.
・感情の表現をする.	・絶え間ない怒りがある.
・愛情を示す.	

悪性の社会心理
＊人に対して，特に認知症の人に対して絶対にやってはいけないこと
　　だましあざむく　　後回しにする　　のけものにする　　差別する
　　能力を使わせない　非難する　　　人扱いしない　　　急がせる
　　子ども扱いする　　中断させる　　無視する　　　　わかろうとしない
　　怖がらせる　　　あざけること　強制する　侮辱する　区別する

(文献3)より引用)

力を持ち，ある程度の回復が見込めるという考えを示している．この考え方は，本人の言動を本人の立場になって考えるというケアのスタンスの転換を説いているもので，何でも本人の言いなりにケアするという曲解をしないよう注意しなければならない．身体的な変化は筋力や動作で明らかにわかるが，かかわり方が良いか否かは非常にわかりにくい．person-centered careでは，尊厳を高めることが認知症ケアのアウトカムであるという倫理観に基づいて，認知症ケアマッピングという手法を紹介している．その内容には触れないが，このなかで「良い状態」と「悪い状態」を示したものがあるので状態の把握(あるいは変化の把握)の参考にして欲しい(**表1**)．

　これらの基本姿勢は認知症が進行しても同じである．たとえ会話が成り立たなくても，息子の名前が思い出せなくても，相手が自分に対してどのように考えているかの雰囲気(語尾のトーンや表情や態度)を感じ取っており，馬鹿にされたような口調などはすぐに察知する．重度になればなるほど，心から認知症の人を敬愛し，言葉が伝わらなければ体に優しく触れ，それをわかりやすく伝えることが必要である．認知症の人への対応のポイントを**表2**に述べる[4]．

IX 患者本人に対するセラピストの接し方

表2 認知症患者に対しての対応のポイント

1. 患者は忘れていることを自覚することができないため，いくら説明しても，記憶障害による行動障害が改善することはなく，かえって失敗を指摘されたり，否定されることにより，自尊心が傷つけられ落ち込んだり，不安になったり，怒ったりする．いったんは患者の言葉や行動を受けとめることが重要である．
2. 患者の行動を観察し，問題が生じないように先回りし準備する．
3. 言葉，表情，行動などから気持ちを推し量り，一緒に考えたり，行動したりすることで，不安を取り除き自信をもたせる．
4. 認知症患者が納得し安心した言葉に留意し，常に同じ言葉で答える．
5. 簡単な言葉で伝える，一度に2つ3つのことはいわない．
6. しつこく説明したり，くどくどいわないようにする．
7. 根気よく対応する．
8. 話題を変えたり，場をかえて関心をそらす．

(文献4)より引用)

3 会話するとき

　認知症患者に限ったことではないが，聴取やリハビリテーション実施の際に心がけるべき基本はカウンセリングマインド(傾聴態度)である．判断，禁止，命令，訓戒，説得が多用されると人は緊張し不安を感じるが，**自分の行動や発言がありのままに受け入れられる**と，**緊張や不安から解放される**．特に記憶の障害があると，複雑な問いかけを理解するのが難しいだけでなく，答えようとする単語がスムーズに出てこないことも多く，言語能力に応じた会話に心がける必要がある．

　パーソンセンタードアプローチ(Rogers)によれば，聞き手の3つの条件とは，話し手の話が自分自身のことのように想像的に感じ取りながら聞く姿勢(**共感的理解**)，たとえ異なった価値観でも無条件に受け入れ承認する(**無条件の肯定的受容**)，取り繕ったりせず透明で正直な自分で聞く純粋性(**自己一致**)である．実際の場面で認知症患者に自由な感情を表出させるための方策を以下に述べていく(文献5)より引用)．

①相槌を打つ：相槌は，私は関心を持ってあなたの話を聞いているという証である．「はい」「いいえ」「うんうん」「なるほど」，表情や動作で相槌を打つのも効果的である．

②反復し共感する：テーマとなる語や感情を伴う語を反復することで，同じ話を保持できない認知症患者の話が散漫になるのを抑えられる．

③受容：否定的・攻撃的な発言でもそれに対する自分の意見は言わず，ひとまず受容し，「そういう気持だったのですね．」「そうとも言えますね．」などと返すと良い．

④感情の反射や明確化：幸せ，怒り，悲しみなどの気持ちをうまく表現できていない場合などに適切な語彙に替えて返す．「嬉しい一瞬でしたね．」「それは苦しかったですね．」

⑤沈黙：認知症患者は思考速度が低下するため，沈黙時間を設けてしっかり待つ．

⑥支持：身の回りの出来事や感情，過去に起きたことなどの出来事や感情を肯定する．「結果として良かったですね．」「私も多分そうした．」「とても価値あることをなさいました．」

⑦身体症状への配慮：会話により痛みや不快感が軽減するかなど，体調に配慮する．

⑧中止：同じ話が循環する，話が過度に逸れる，話が止まらない場合は，「ところで…さん．」「あ，そうだ．」「誰か呼んでいる．」「実はね…．」等の語句を使い，うまく切り替える．

　認知症が進行し，記憶機能や言語機能が低下してくると，会話が成り立たなくなり，難しい質問に答えられなくなると，ぼやかしたり取り繕ったりするようになる．作話もみられることがある．そのような場合は追求せず，答えやすい会話に変更していくと良い．さらに進行すると，語彙は減少し文も短くなり言語理解も難しくなるが，このような場合でも，人と人との交流はとても重要で，**話しかけることを止めないように努めなければならない**．会話ができなくても，非言語的なコミュニケーション（表情，身振り手振り，スキンシップなど）により，心の交流は継続できる．

　ベテランの看護師や介護職員には，会話がなくてもその様子からトイレに行きたがっていることやお腹が空いていることを察知する者がいる．長くかかわっているだけでなく，**相手の心と常に交流している**からである．

4　判断と説得と否定

　認知症の人に対して，無意識のうちに（良かれと思って）多用されているのが「判断」や「説得」や「否定」である．認知機能の障害があるのに「お散歩に行きますか？　やめますか？」と判断を迫る場面，「もう2週間もお風呂に入っていないから不潔です．お風呂の準備をしたから入りましょう…．」と説得する場面，「ここはトイレではありません！」などと否定

する場面をよくみかける．**認知機能の問題があり判断できないのに判断を求めるのは逆効果**である．むしろ，心の安定のためにこちらが用意した行動に誘導することや，時には言葉をぼやかして「仕向ける」ことも必要である．（入浴などを）嫌がっているのは納得のいくような説明が不足しているからと勘違いし，何度も説得を重ねれば全く逆の結果に終わることになる．入浴を嫌がるなら嫌がらないことに誘い出し，さりげなく浴室に連れて行くような方法も考えてみる必要がある．本人の望みどおりにしてあげたいという家族が多く，認知症に関して理解が薄い時期に本人の望みのままにして，その場の言動に振り回され，疲弊することはよくみられる．

　また，記憶障害があるのだから勘違いや間違いが生じるのは当たり前のことで，それを否定すれば不安定になるのは当然のことである．認知症がなくても否定されるのは不愉快なものであり，**どのようなことも肯定的に捉える姿勢は重要**である．幻視や幻聴，妄想などの BPSD に対し，それらを否定するとむしろ悪化することもあるため，認知症の人の言葉のありのままを受け入れ，その言動が何を物語っているかを想像し，肯定しながらも幻覚や妄想には触れず，安心させることが重要となる．

　再掲するが，person-centered care で述べられている"その人らしさ"とは，本人の言動を本人の立場になって考えるというケアのスタンスの転換を説いているもので，何でも本人の言いなりにケアするということではない．われわれ専門職も勘違いは避けなければならない．個別性を重視しながらも，ケアやリハビリテーションを提供する側が，専門職として必要と判断したものを提供する側面もある．そのために，言葉の手法を変えるのである．

例1)「お散歩に行きますか？　やめますか？」
→「夕飯まで時間があるから，一緒にお散歩に行きましょう．」と，判断しなくてもよい言葉かけでこもりがちな生活を活動的に切り替える．

例2)「もう2週間もお風呂に入っていない…お風呂の準備をしたから入りましょう….」
→「きれいなお花が飾ってあるので見に行きましょう．」と部屋から連れ出して，さりげなく浴室へ．多少抵抗しても，お湯に浸かって気持ちがよければご機嫌になるはず．

例3)「ここはトイレではありません！」
→トイレでない場所で排尿しようとした場合は，さりげなくトイレに誘導し，次からは間違わないような配慮に心がける．排泄は最も恥ずか

しさを感じる行為なので，ストレートに注意されると大きく心が乱れる．

5 本人が語る要望は本当の望みなのか

　認知症が軽度な場合はその要望をそのまま捉えて判断できるが，認知症が進行してくると要望は一貫性がなくなり，自分が望んだことさえ忘れてしまう．本人の要望をかなえることが，よい結果に終わらないことが多い（このような判断の際に記憶機能の評価やスクリーニング検査が活用できる）．症状の進行具合と適切な評価から，要望をかなえることが適切でないと判断されれば，**うまく対応して興味を逸らし，要望の裏側にある本当の望みを引き出すこと**が重要である．例えば，診察日でもない日に病院に行きたがる要望の背景には，医師と向き合ったときに，自分の話をよく聞き，紳士的に優しく語り掛けられる心地よさを求めていたりする．その場合は，むやみに病院に行くのではなく，うまく気を逸らして静かな部屋で親身になって話を聞くなど，要望の背景を想像することで対策を見いだすことができる．

　現在，身内がいない一人暮らしの高齢者が増え，救急受診時の医療選択などが社会問題となっている．認知機能低下があると非常に重要な判断が曖昧になることが多く，それらを妥当に判断するために**権利擁護の制度**がある．しかし，この制度は本人の同意を得ることが原則であるため，権利擁護の対象になる場合，早めに専門家に相談し，その判断ができる時期に書面で同意を得ておく必要がある．

6 拒否的な態度に対して

　認知症の人が拒否的になっている場合，「説得する」とさらにかたくなに拒否することが多い．さまざまな理屈を言って定期的な食事を拒否する場合は，代替案として高カロリー食品や目をひくようなお菓子，外食などの工夫が有効である．水分に関しては，コーヒーやお茶，時にはジュースなどと目先を変えて工夫して，とにかく摂取してもらうことが重要である．このようなときは，楽しい会話をして明るい雰囲気で一緒に食事する，いつもと違うテーブルに連れて行き何も言わずに目の前に

膳を置いて自分から食べるのを待つ…など，説得はせず，とにかくあらゆる工夫が必要である．そのために，過去に好んで食べていたもの，本人が楽しくなるような会話などを十分に理解したうえでかかわることが秘訣である．うまく食べることができた場合はそのときの方法を記録しておくとよい．

　食事以外の場面でも，主に家族やケア提供側に対し，非協力的な態度や行動を示すことがある．しかし，拒否するからと何もしないでいれば悪循環を生むことになる．一見理由のない拒否や反抗は，**認知機能低下のために内容を十分に理解できないだけであったり，認知機能低下から起こる不安感であったり，"拒否すれば何もせずに済む"という，自分を守るための防衛**であることが多い．対応方法が悪いと拒否は介護抵抗に変わり，介護抵抗は暴力に変わり得るため，適切なかかわりが必要である．このような場合は，抵抗を示す対象や事象に固執することなく，**日常のさまざまな場面で信頼関係を築き，本人が関心を示すものに惹きつけ，活動的な環境を作り，内にこもった心を開いてあげることが近道**である．多職種が連携し，知恵を出し合い，言葉を変え，目線を変えて，とにかくさまざまな工夫で乗り越えられる課題であると考える．

　認知症が進行し，運動機能低下がみられるようになると，麻痺がないにもかかわらず四肢の筋緊張が亢進し，無意識化で触れた物を何でもつかんでしまう強制把握やどのような外力に対しても抵抗する gegen-halten が出現する（「XIV　運動機能へのアプローチ」を参照）．これらの現象はケア提供時に「抵抗」と捉えられ，家族や介護者の身体と精神の大きな負担となる．このような現象がある場合は，「抵抗」ではなく認知症による前頭葉の症状であることを伝えるだけでも，介護者の精神的な負担は軽くなる．

7 最も重要な対人交流

　認知症が出現することで具体的に何かができなくなり，そこから生じる不安や喪失感は周囲への反発や抵抗となり，次第に対人交流に問題が生じてくる．このような状態になると，本人も家族も従来からあった人間関係から離れようとする（意識しなくても自然にそのようになる）．そして孤独感はますます大きくなり，場合によっては BPSD の出現につながることさえある．東ら[6]の研究では，介護老人保健施設の要介護

高齢者は，施設職員を含む人々と接触している回数が多いほどQOLに強く関連するとしており，**対人交流の重要性**を述べている．

認知症が進行しBPSDが出現するようになると，在宅介護が困難になり家族は疲弊し，施設入所となることが多い．認知症の関係作りのなかで「馴染みの関係」が効果を発揮するというのがあるが，「馴染みの関係」が良いなら家族が最も相応しいはずだが，施設に入所して1ヵ月もするとBPSDが消失し，精神的に落ち着き長期入所が可能になることが多い．施設入所でみられるこの現象は，施設で**規則正しい生活を送り，美味しいものを食べて体を動かす**という新たな生活を構築し，自分と同じ境遇の要介護状態の多くの高齢者と同じ場所で，認知機能低下のある自分を良く理解している複数の介護職員が適切にかかわり，失ってしまった人間関係を新たに構築し，認知症があっても無理をしないですむ「新しい社会」を見つけだしたために起こるのであろう．筆者はそのように考える．たとえ認知症があっても，人は人とかかわり続けていたいものであることを忘れてはならない

8 見透かされている

認知機能障害を持つ人の不自由な生活は，人の尊厳にかかわる重大な問題である．自分の身に置き換えて考えて欲しい．社会の中で立派に働いてきたのに，身の回りのことさえできなくなれば，不安定な精神状態になるのは当然である．そのような人たちに，リハビリテーションやケアを提供する側が「どうせわからないから」という気持ちを抱いただけで専門職としては失格である．たとえ記憶が保持できなくても，会話ができなくても，認知症の人は**相手の気持ちを感じ取っている**．敬語で丁寧に対応しても心の中でイライラしていたら，それも見透かされるであろう．

専門職であるわれわれも人間であり不安定なときもあるが，常に心のゆとりを持ち，穏やかなこころでいるように勤めなければならない．**見透かされないように**．

X 家族・介護者に対する セラピストのかかわり方

1 家族支援の重要性

　認知症を持つ患者の家族が，認知症という疾患をどの程度理解し適切に対応できるか…，この1点だけでBPSDの出現を左右し，在宅生活がいつまで継続できるかが決まるといっても過言ではない．認知症のリハビリテーションは家族なくしては考えられない．では，認知症の家族はどのような気持ちを抱き，認知症という疾患にかかった自分の家族をどのように受け入れて介護するのであろうか．そして，リハビリテーションにかかわる私たちはどのように家族と向き合えばよいのか．

2 家族の心理

　一般的な家族は，専門職とは違い蓄積された医療の知識がなく，認知症の人の状態をなかなか「受容」できないことが多い．**認知症が軽度なうちは本人も家族も葛藤し苦悩するが，認知症が進行し本人が認識できなくなると，むしろ家族の葛藤に着目し支援しなければならない．**
　本人や家族が認知症に罹患した事実を受け入れる過程は，リハビリテーション従事者が必ず学ぶ「障害受容のプロセス」（**表1**）と同様であると考えてよいであろう．上田[1, 2]は障害受容のプロセスについて以下のように述べている．
　『障害のある人々の多くは「自分は家族の足手まといで，社会の厄介者で，生きる資格のない人間だ」と自分を責め，あるいは「そうなるの

表1 障害受容のプロセス（家族も同じようなプロセスで受容する）

1. ショック期
事実を知ってショックを受け，なすすべもなく呆然とする．
　○驚嘆，戸惑い：認知症の行動に気づきはじめ戸惑う．

2. 否認期
「そんなわけない！」などと強く否定し，認めたくないという気持ちになる．
　○否定：認知症であることをなかなか納得できない．周囲に理解してもらえない．

3. 混乱期
否認できない事実と受け止め，怒りや悲しみで心が満たされ，強く落ち込む．
　○混乱：認知症の症状に振り回され疲労困憊する．介護が空回りする．
　○怒り，拒絶，抑うつ：自分だけがなぜ…，理解してもらえない苛立ち．

4. 解決への努力期
感情的になっても何も変わらないと知り，前向きな解決に向かって努力しようとする．
　○諦め，開き直り：なるようにしかならないと気づき，生活を建てなおし始める．
　○適応：認知症をありのままに受け入れ介護に前向きになり，認知症の人に対するいとおしさが増してくる．

5. 受容期
価値観が変わり，障害を持って生きる自分自身を前向きに捉えるようになる．
　○介護の経験を自分の人生において意味あるものとして位置づけていく．

ではないか」と不安と恐怖をいだく．しかし実はこれが「障害者」に対する本人自身の偏見の産物にほかならないことは先に述べた通りである．しかし人間は強いもので，このどん底からも立ち直り，立ち上がってくる人が決して少なくない．これを援助することがリハビリテーションの重要な第4のアプローチである．これを障害の受容と呼ぶ．……障害の受容を促進するのに必要なのは直接的な心理的働きかけだけではない．むしろ客観的QOLの向上と周囲の人々（家族・専門家・社会）が障害のある人を受容する（尊重し尊敬する）ことが重要である．逆に本人による受容（立ち直り）は周囲の人々の障害に対する偏見からの脱却を大きく促進する．』[1]

『すなわち，障害の受容とはあきらめでも居直りでもなく，障害に対する価値観（感）の転換であり，障害をもつことが自己の全体としての人間的価値を低下させるものではないことの認識と体得を通じて，恥の意識や劣等感を克服し，積極的な生活態度に転ずることである，というのが筆者の定義である．』[2]

認知症では，本人の認知機能の進行とともに，本人よりむしろ家族が受容のプロセスをたどると考えられる．ただし，十分な知識を持ち合わ

X　家族・介護者に対するセラピストのかかわり方

せた家族などは必ずしもこの過程をたどるとは限らないし，ずっと受容できない家族もいる．上田の一文を述べたのは，認知症という疾患を担当する際に，**われわれが家族の心情の変化を捉えてこそ，意義あるリハビリテーションやケアが提供できる**と考えるからである．

　例えば，発症初期には家族には「認知症の人の発症後の感情を受け止める．」という重要な役割があり，同時期にこうした家族の事実に遭遇し，当事者と同じように動揺し，戸惑いを感じ始めている．家族によっては大きなショックを受けていることもあり，否認したり，自分を責めたりする．そのようなときは，専門家として，家族の気持ちをしっかりと受け止める必要がある．そのうえで，認知症になった本人をしっかり支えられるよう支援の方法を一緒に考えていくのである．

　家族の心情がなかなか良い方向に向かない場合の援助方法としてピアサポートがある．

3　ピアサポート (peer support)

　同輩や仲間による援助のことで，同じ症状や悩みをもち，同じような立場にある仲間 (peer) が体験を語り合い，回復を目指す取り組み (support) である．アルコールや薬物中毒の自助グループ，がん患者やその家族，教育現場などさまざまな分野に広がっている．日本では精神保健福祉法改正に伴う指針で，「ピアサポートを促進する」などと明記され，各地で試みられており，認知症においても「家族会」という形で取り組みが進められ注目されている．同じ障害者や家族等が同じ立場の他の当事者と交流することにより，障害等を受容できるようになり，互いに利益を得る可能性が高い．このことは，リハビリテーション室の中で障害を持つ患者が，他のさまざまな疾患の患者を垣間見ることで，前向きな気持ちになってくる現象がまさしく peer support である．ベテランのセラピストはこの手法を活用し，意識的に患者間の交流を促しているはずである．非常に難しい対応を迫られ，同じ苦しみを抱える者同士が話し合うことにより，**専門職が何人かかかっても解決できなかったことが見事に解決することが多い**．「家族会」などと称してそのような機会を作ると効果的である．

　認知症の人は自分が認知症であるという認識がないので，peer support の効果があるとはいえないが，他者と交流する機会が必然的に少

表2 家族に対する指導の例

1. 「憶えているかを確認するテストのようなことをしない」
   悪い例：面会者を指して「この人誰だかわかる？」
2. 「忘れたことを指摘して非難したりしない」
   悪い例：「少し前にもいったばかりでしょ」
3. 「同じことを繰り返し話したり質問しても，毎回，きちんと聞いて，答えてあげる」固執していることがあるなら，何に最も不安を感じているのかを把握すれば生活障害の対応のヒントになるかもしれない．

(文献3）より引用）

なくなっていることが多いので，さまざまな人と交流することで，自分に自信がついたり，確認できたりして，余裕のようなものがみられるようになる．

4 こんなときどう支えるか

過去に比べて，認知症はかなり理解されるようになってきたが，家族は実際には十分に理解していないことが多く，本当の意味で受容していない家族も多い．また，認知症について十分に認識している家族でも，家族であるからこそ本人の矛盾した言動に振り回され，適切な対応ができないことが多い．認知症が進行するとより深刻になる．

「どうかかわるか」については，表2に指導のポイントをあげるが，これらを念頭に，前項に述べたことも参考とし，丁寧に家族に対応していく必要がある．以下によくみられる家族の状況とその対応の例について述べていく．

1）本人の代わりに何でもやってしまう家族

認知症で適切に返答できなくなった本人のかわりに何でも答えてしまい，うまくできなくなった家庭の役割，IADLやADLのすべてを補ってやってしまう家族がいる．その行為は，本人を大切に思うがゆえの行動であることは理解しておかなければならないが，そのままいけば，認知症の症状を悪化させることになるので，認知症評価で残存能力をしっかり把握したうえで家族指導を行う必要がある．

指導内容は，家族の考えを聞いたうえで，本人の認知症評価の結果を

説明し，**能力を明らかにして（評価結果などを伝えて）可能な限り本人にやってもらうよう話し合う**．しかし，家族は実際にどうすれば良いかの発想がないと思われるため，具体的な提示をすると良い．

例）できる能力があるのに更衣を介助してもらっている．

→「更衣を自分の力でどこまでできるかを見守ってください．できたら褒めて下さい．できなくても叱らず，できない部分だけ手伝ってください．なぜできないかを一緒に考えましょう．」

「今度，洗濯物をたたんでもらってください．できたかどうかを教えて下さい．」

以上のように，**家族が認知症ケアのことを熟知して対応できれば，これ以上のセラピストはいないのである**．

2) 本人を叱り，責める家族

変わり果てた本人に落胆し，介護負担を感じ，叱ったり責めたりする家族がいる．家族の許容能力にもよるが，先に述べた受容が十分でないことも考えられ，家族指導が必要となる．このような場合は，「叱らないように」「責めないように」と直接指導するのも良いが，**自分以外の人がどのように介護しているかを知るだけで家族は大きく変化する**．家族会などに参加する機会を作り peer support の効果を期待する方法は最も効果的である．

本人を叱る原因が家族の心身の疲労からくるものであれば，介護負担を軽減するために介護サービスなどを利用してもらうと効果的である．通所サービスなどで一緒にいる時間が減れば，心身の負担が減り許容量も大きくなる．介護サービスを利用すると，同じ**地域に認知症の人がたくさん存在し，それを介護する家族もたくさんいることを知る**．それだけで心に余裕がうまれる．

3) 本人の症状を悲しむ家族

認知症を受容できていない家族は，自分の身内が認知症になったことを嘆くことがある．2)のように叱ったり責めたりしなくても，家族が嘆き悲しむ状況を目の当たりにすれば，そのことを感じとり，精神的に不安定になる．

認知症では，たとえ認知機能が著しく低下しても，その場の感覚的な

雰囲気は正確に捉えており，不適切な言動や状況はBPSDの出現に影響する．「**本人は認知機能が低下していても，感情は保たれているので，認知症になる前の本人に対する対応と同じように尊敬の念を持って対応して下さい．**」などと直接話をして理解してもらう必要がある．

4）本人の言葉に振り回される家族

　認知機能が低下していると，以前話したことを忘れ，全く別の話をして家族を混乱させることがある．例えば，「デイサービスの職員が財布を盗んだ．」などと言う本人の言葉を信じ家族から怒りの電話がくる，全く便秘ではないのに本人が下剤を飲んで大変な事態になる，遠方の親せきを「すぐに呼んでこい．」と言って困らせる，などの事態はかなりの確率で起こりうることである．

　専門家でない家族が振り回されるのは仕方のないことであり，このような家族は本人を大切に思うあまりに，なるべく本人の言うことを聞いてあげたいと考える優しい家族が多い．このような場合には，（家族を傷つけないように）本人の望みを実現しなくても時間が経てば忘れることを改めて伝え，前例をあげたりしてうまく認知症のケアができるよう指導しなければならない．なぜなら，この状況が続けば誰もが疲弊し，関係性が崩れるからである．

＜家族への説明の例＞
　「本人が言葉にして望んだことは，その通りでない可能性があります．認知機能が低下しているので，時間をかけて考えるようにしましょう．本人の言葉が不適切だと考えられる場合は，言いなりにならずに，別のことに気を向けて，少し時間を置いて様子を見て下さい．そして，本当に求めていることを探しましょう．」などである．

5　介護する家族にインセンティブを

　認知症にかかわる専門職は仕事として認知症のある人にかかわっている．しかし，家族は専門的知識が少ない状況で24時間かかわっていかなければならない．そのような家族（介護者）に対し，われわれ専門職は評価という技術を使い，インセンティブを与えることができる．以下のように，**言葉のインセンティブを伝えるだけで，家族の心は救われる**

家族・介護者に対するセラピストのかかわり方

はずである.
 「評価の結果,少し機能(認知機能や運動機能など)が向上しています.」
 「このように安定した心で過ごせているのは,ご家族の適切な対応のためです.」
 「疲れてはいませんか,何でも相談して下さい.」
 「自分でトイレに行けるようになりましたね.ご家族の努力の結果です.本当によく頑張っていると思います.」

XI 活動能力への支援とアプローチ

1 要介護高齢者の状態と活動

　要介護高齢者とは，心身障害があるために日常生活動作の全部または一部について介護あるいは支援を要すると認められ，厚生労働省令で定める区分（要支援1～要介護5）のいずれかに該当する高齢者である．高齢者のADL能力低下が死亡率に重要な影響を及ぼす[1]ことはすでに広く知られているが，活動する生活空間(life-space assessment：LSA)[2]と死亡率との関連についての報告もあり，生活空間の狭小が高齢者の虚弱発生と死亡の予測因子となることが徐々に明らかになっている[3]．

　アメリカのFriedら[4]は，虚弱(frailty)，能力低下(disability)，併存疾患(comorbidity)の3要因の調査を行い，高齢者の健康問題と主要なヘルスケアについて述べている．さまざまな状態にある高齢者を総合的にとらえる際に理解しやすいので**図1**[5]に示す．これらの研究では，虚弱(frailty)を定義し，高齢者のADLが困難になる以前に生じる活動量の低下を把握することが，初期の移動能力低下を予測するのに有益であると述べている．**frailty**とは，**高齢期に生理的予備機能が低下することでストレスに対する脆弱性が亢進し，要介護状態や死亡などの転帰に陥りやすい状態**のことである．わが国でも，平成26年5月に日本老年医学会がfrailtyの日本語訳を「虚弱」に代わって「フレイル」とし，高齢者の予防の重要性を認識すべきことを示している[6]．

　「できるADL」「しているADL」という表現があるが，「しているADL」をアプローチする理由には，ADLを遂行する際の行動のスキルを低下させない目的とフレイルを進行させない目的の2つの意味が込

XI 活動能力への支援とアプローチ

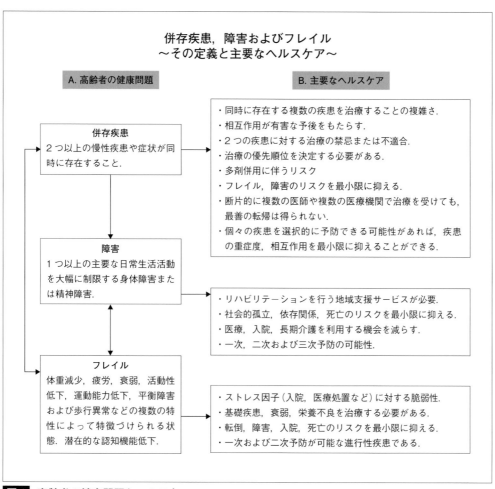

図1 高齢者の健康問題とヘルスケア

(文献5)より引用)

　められていたと考えられる．心身状態に何らかの障害を持つ要介護高齢者は，生活範囲が狭まり活動する時間も制限されるため，総体的活動量が低下する．活動量の低下は長い期間を経てさらなる心身機能の低下（廃用症候群等）を引き起こす．つまり，**要介護高齢者のリハビリテーションは，心身機能やADLなどの機能や能力を捉えることにとどまらず，要介護高齢者の置かれている環境に応じて「どのように過ごしているか」といった日々の生活の活動量を捉える視点が必要である**．

2 認知症と活動

　本書の認知症リハビリテーション評価では，身体機能と活動状況を分けて評価している．

　認知症の人は，刺激が少ない家の中に閉じこもる生活になりやすく，初期にはうつ傾向がみられることもあり，さまざまな事情から，圧倒的に活動性は低下する．そのため，徐々に精神機能も衰え，活動意欲がさらに低下し，認知症状の増悪を招く可能性が高い．そのことが原因で筋萎縮が進行し，歩行能力が低下し，徐々に心肺機能が低下する．易疲労，息切れなどが出現し，活動性の低下はさらに精神機能に悪影響を及ぼすことは明らかである．したがって**活動は運動機能や心肺機能の改善・維持だけでなく，精神活動の賦活という点でも着目すべきである．**

3 活動性を高める目的は何か

　活動状況を把握するポイントは，身体活動が確保できているか（活動量）と社会性が保たれているか（人的交流）である．活動性を高める最終的な目的は，活動することにより人間関係が希薄になることを避け，最適な社会生活を構築することである．

　活動性を高めることによる効果は，①運動機能の維持・向上，②認知機能の維持・向上，③BPSDの軽減の3つに大別できる．活動性が高まることで筋収縮が活発になり，関節運動も頻回になり，筋力などの運動器の低下予防，機能維持，機能向上が期待できる．身体活動は心肺機能や消化器系の機能にも影響し，血圧や便秘などの症状にも有効である．また，運動は記憶に関与する海馬歯状回の神経細胞新生を促進し，記憶を改善させることが動物実験で示されており，運動機能の低下が認知症を進行させる因子となることはいうまでもないであろう．認知機能に対する運動の直接的な効果は明らかであるが[7]，**活動範囲が広くなることで，おのずと視覚・聴覚刺激が増え，他者と交流する機会が増え，間接的にも認知機能に良い影響を与えるのは明白である．**さらに，**活動性が高まることで良循環ができれば，落ち着いた生活を取り戻すことができ，多くの場合はBPSDが軽快し，家族や介護者の負担は軽減するであろう**（図2）．

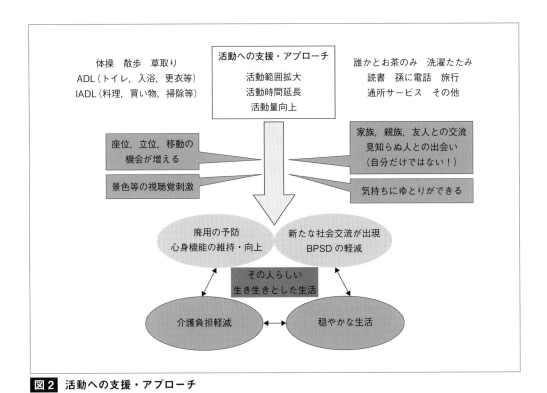

図2 活動への支援・アプローチ

4 活動性を高める支援とアプローチ

1）家族・介護者への支援

　認知症の支援を学んでいる家族は，すでに適切な対応を心がけていることが多い．そのような場合は，まずその対応を評価し，そのうえで，新たなアドバイスを提案するのがコツである．多くの家族（介護者）は，認知症状に日々奮闘し，その負担が重なり，「おとなしく静かにしていて欲しい．」という気持ちを抱いている．そのため，**「非活動的な生活が続くと状態が悪化しむしろ負担を大きくする．」ということまでには考えが至らないことが多い**．このような場合は，ストレートに指導するよりも，必ず心身の負担を労ってから「実は閉じこもりがちでいると症状が悪化する可能性が…．」というように指導する．「かかわり方」の章でも述べているが，本人に対しても家族に対しても，いきなり否定するよりもいったんは肯定的に表現したほうがスムーズに受け入れてもらえる．「初めのうちは外出を嫌がりますが，次第に慣れて自分から出かけたが

るようになります.」など，具体的に前例をあげて説明すると良い．活動性を広げる具体的な方法を以下に述べる．

① 方法

活動性を高める方法は，例えば，トイレのあとに屋外散歩へ誘う，親族が来た際に「相談があるから」と居間まで連れ出す，などがある．また，**認知症があっても「人の役に立ちたい.」と考える気持ちは誰もが持っており**，その気持ちを大切にし，「庭の植木に水やりをやってもらえると助かります.」「テレビの上の埃を拭いてください.」など，役割を作って活動してもらうとよい．

何とか外に連れ出した際は，その場の楽しい雰囲気を味わってもらい，**出かければ楽しい出来事があるという「漠然とした印象」を持てるよう支援する**．楽しい出来事は「他者との交流」に関することが最も効果的で心に残る可能性が高い．「同年代の（気の会う）友人ができた.」「他者よりもたくさん問題を解くことができた.」「楽しい出来事があり大笑いした」「美味しいものを皆で楽しく食べた.」などである．

閉じこもりがちでいる場合は，まずは，横にならず座って過ごせるような環境を作る．**朝起きたら洗面所で顔を洗い，着替えをして，ベッドや自室ではなく居間にいるように習慣づけ，食事の際は食堂へ行き，生活そのものが活動になるように工夫する**．テレビを見ること，窓の外の風景を眺めることは，散歩や外出の「動機づけ」になる．

＜日常生活動作＞

食事の際は，箸を用意してもらったり，お茶を入れてもらったり，味や作り方のアドバイスをもらったり，可能なら後片付けも手伝ってもらう．着替えや整容も同様で，今日の気候に合わせてどのような服を着るか，髪型，化粧や髭そりなどを考えてもらい，可能な限り自分で着替える気持ちになるよう支援する．そのためには他者と交流する機会を持つのが最も効果的である．

排泄や入浴の介助は，可能な限り能力に応じた介助をする．そのことを繰り返すことで不可能だったことが可能になることもある．ADLは恥ずかしい動作が多いので，絶対に叱らず，自尊心を傷つけず優しく修正するように心がける．

＜体を動かす習慣＞

朝のラジオ体操，その場で足踏み，散歩，買い物，どのようなことでも体を動かす機会を増やす．認知症が進行しても**手続き記憶は長く残存**

するので，掃除や草取り，洗濯たたみなどは可能なことが多い．料理は複雑な手順を同時進行する作業なので予防に効果的であり，実施できれば有効なリハビリテーションとなる．（中等度〜重度では，材料を切る，芽を取る，炒めるなどの部分的な動作を手伝ってもらう．）

＜人と交流する習慣＞

　家族とたくさん会話し，一緒に食事し，お茶を飲み，時には親戚や友人が来て会話する機会を増やす．**家族以外の他者と交流することで社会性が芽生え，交流が増えるごとに精神的に安定するため，人間関係作りは最も重要な取り組みである．**認知症があると他者との交流を避けたがることもあるので，意図的にしかも自然に人と交流する場面（場所と会話のきっかけ）を作る必要がある．

＜通所サービスを活用する＞

　介護保険などの通所サービスは活動性を高め，多くの人との交流を図るため非常に効果的なサービスである．家族と本人が，在宅での生活を可能な限り継続したいと考えている場合は早期利用を検討する．

2）活動性を高めるアプローチ

　認知症が軽度であれば，前述したような「家族・介護者への支援」を的確に行うだけで活動性を高める効果は得られ，継続することも可能である．しかし，認知症が進行し，日常生活が困難になると家族への支援だけでは難しくなる．そのため活動性を高めるリハビリテーションアプローチが必要となり，それは以下のように基本動作能力レベルに合わせて考えるとアプローチしやすい[8,9]．

① 歩行可能で容易に移動できるレベル

　認知症の初期では軽微な運動機能低下があることが多く，たとえ歩行可能であっても将来的に身体機能が低下する可能性は高い．そのため，詳細な運動機能評価は非常に重要で，ADL場面では見えにくいバランス機能や筋力などの評価に基づいて，運動機能向上のアプローチと並行して行う．

　前述したような生活の中での支援が最も有効であるが，認知症があると歩行可能でも，素直に歩く場合もあれば，抵抗する場合もある．なかなか動きたがらない人に，興味や関心を引き出し，目的をもってリハビリテーションを実施できればよいが，**初めから目的が見つからなくても，**

散歩や階段昇降やエルゴメーターなどを実施し，活動しやすい身体を作り，活動的な生活を引き出す「きっかけ」を作ることも重要である．本人の趣味や特技，過去の生活歴，職歴，学歴などをもとに興味を引き出し，認知機能障害の程度に合わせ，いかにうまく活動させるかの力量が問われる．

② 歩行不安定で常に見守りが必要なレベル

認知症の人の運動機能は日々の健康状態や薬剤投与などにより変動することが多い．歩行が不安定になると転倒の危険性を懸念し，必然的に活動を抑える傾向のケアとなる．歩き出すごとに介助者がつく必要があり，介護負担が倍増する．このような状況から，**活動量が減り，不眠が起これば夜間の介護負担が増え，さらに活動を抑えるようになり，転倒事故が発生する確率も高くなる．悪循環が始まるのである．**

このようなとき，運動機能を十分に把握し，改善の可能性を見極め，リハビリテーションの方向性と対応を示していく必要がある．改善する可能性が高い場合，運動機能を高めるためのアプローチを実施する．さらに，生活の中で以下のように積極的に働きかける．

・日中は可能な限り介助して散歩などに連れ出す．（家の中を歩くのも良い．）
・本人の能力に合ったさまざまな手伝いを実施してもらう．
・身近なこと，楽しいこと，何でもよいのでたくさん話しかける．

認知症が進行し，いずれは歩行困難になる可能性もある．歩行が不安定な状態が続き車椅子に変更する時期が来ると，車椅子から立ち上がる行動が増え，さらなる介助負担増となる．このようなとき，**車椅子で自分の行きたい方向に行けるように，車椅子操作を教えることが効果的である**（図3）．認知症が進行すると，なかなか新しい動作は覚えられないが，セラピストが中心となり，周囲の人と協力し，根気強く，繰り返し，繰り返し…体で覚えてもらう．この取り組みで車椅子操作が可能になり，転倒の危険性を回避できることも多い．車椅子で安全な移動が確保できれば，介助の負担やBPSD悪化を最小限にすることも可能になる．

③ 車椅子中心のレベル

車椅子レベルでは，自走できる場合と自走できない場合に分けられる．**車椅子自走が可能であれば，それ自体が活動となり生活範囲も広がるので，可能なADLはできるだけ自分で実施してもらい，上肢でできる手**

XI 活動能力への支援とアプローチ

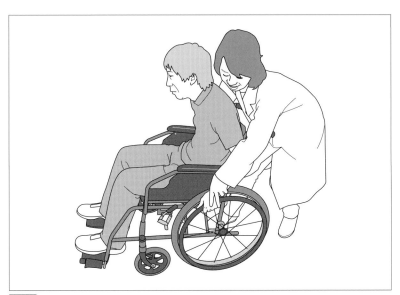

図3 車椅子操作を教える様子（手を誘導して）
両下肢を使用して操作すると，不意に立ち上がることがあるため，（下肢の運動は別の機会に実施することにして）下肢はフットレストの上に載せ，上肢だけを使用して車椅子操作の練習をする．介助者は手を添えて，大きな動作で自発的にできるようになるまで介助する．前に進むことができるようになったら，右折や左折，後退などを教える．

伝い，行事などのさまざまな活動に参加してもらうようにするとよい．

車椅子で自走できなくなると，可能な動作も減り，それまでより運動機能低下の進行が速くなり，ADLの介助量も増える．運動機能低下はたとえ認知症であろうと（自由に体を動かせないことは）身体へのストレスになり，その精神（心）への負担は計り知れない．可能な限り車椅子で活動的な生活を送ること，話しかけることが必要になるが，この頃になると，家族や介護者は漠然とした助言では，どう対処したらよいかわからなくなっていることが多い．そのようなときは，認知症評価をもとにさまざまな具体的な例を示して支援することが必要である（例：車椅子で屋外散歩してください，優しく話しかけてください，スキンシップを心がけて下さい，安全な関節運動をしましょう，など）．

この頃になると，運動機能障害が目立ちはじめ，リハビリテーション専門職が直接運動療法を実施する必要がある（「XIV 運動機能へのアプローチ」の項を参照）．

④ **臥床状態のレベル**

ADLが全介助になると，認知機能障害と運動機能障害が重度で臥床

状態となることが多い．そして，臥床により生じる廃用症候群（肺炎の頻発，関節拘縮，嚥下機能低下など）が懸念され，個別の（経口摂取などの機能維持や関節拘縮予防などの）運動療法が必要になる．このレベルでは，**日中は可能な限り車椅子に乗車して，楽しい時間を過ごしてもらう**．そして，**たとえ重度であっても名前を呼んで優しく話しかけ，屋外に連れ出すなどの刺激は重要**で，そのことを家族や介護者に伝え，より良いケアを支援し続ける必要がある（「XIV　運動機能へのアプローチ」を参照）．

XII IADL・ADL能力への支援とアプローチ

1 高齢者のADLとIADLの障害について

　一般的なADLやIADLの評価は，高齢者の生活機能の考え方に基づいている．Lawtonは生活機能を単純なものから複雑な順に，生命維持，機能的健康度，知覚・認知，身体的自立，手段的自立，状況対応，および社会的役割からなる7段階の階層モデルで表している（**図1**）[1,2]．身体機能は生命維持，機能的健康度，知覚・認知に該当し，生活機能のうち身体的自立はADL，手段的自立はIADLと呼ばれ，これらは生活機能の基礎的な部分を成している．人はその発達過程で左側のより低次な活動能力から右側のより高次な活動能力へと獲得していくが，**高齢期ではより高次のものから低下しやすい**．このことは高次の生活機能を維持している高齢者ではより低次の生活機能は維持されやすいことを示唆している．

　在宅高齢者全数を対象に行われた調査では[3]，ADL項目で障害が最も多いのは歩行であり，最も少ないのは食事である．歩行，入浴，トイレの動作は男性に比べ女性の自立度が低いが，その理由は女性の歩行移動力が男性より約5年早く低下するからである．IADLは75歳までは自立度が高いが，75歳以降は加齢とともに急速に低下する．また，**ADL低下の順序を検討した報告では，歩行，入浴，身繕い，着替え，床の出入り，食事の順で障害が起こりやすいとされている．**

　このように高齢に伴う自然発生的な生活機能低下がある一方，脳血管疾患や大腿骨頸部骨折などのように明らかな障害があり，それが原因で低下するものもある．認知症も同様で，いずれも低次ADLの障害が高

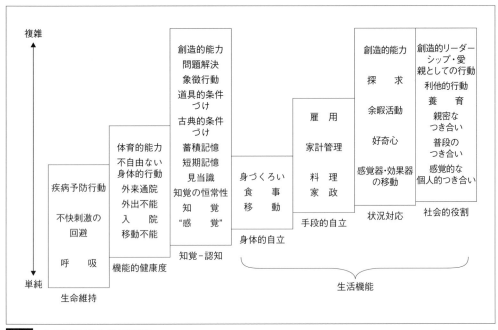

図1 人の活動能力の諸段階　　　　　　　　　　　　　　　　　　　　　　　　　　　　(Lawton, 1972)

次ADLのあらゆる場面に影響するという共通点がある．

2 認知症とADL/IADL

　DSM-5の診断基準の一部（**表1**）にあるように認知症の診断にはIADLの評価は欠かせない．ADLに支障をきたすようになるのはよほど進行してからである．

　認知症とADLの関係に関する研究によれば，Reedらは**MMSE得点15点より高い場合は認知機能とADL能力とは相関せず，認知機能障害が進行し14点より低い場合に相関した**と報告している[4]．また，認知機能障害の程度が軽度・中等度群に対し高度・非常に高度な群では明らかに低下し，**尿失禁の頻度も急激に増加**するとされ，明らかな麻痺のない認知症高齢者を対象とした研究では，認知機能障害の程度が中等度になると食事，トイレ動作以外のADLでは自立している者は存在しなかったという報告もある[5]．つまり，運動機能障害とは異なり，**認知症が軽度のレベルでは，認知症の程度がADL・IADLの自立度に決定的**

XII IADL・ADL 能力への支援とアプローチ

表1 DSM-5 の診断基準の一部（ADL に関する記載のみ）

軽度認知機能障害
B. 毎日の活動において，認知欠損が自立を阻害する（すなわち，最低限，請求書を支払う，内服薬を管理するなどの，複雑な手段的日常生活動作は保たれるが，以前より大きな努力，代償的方略，または工夫が必要であるかもしれない．）
認知症
B. 毎日の活動において，認知欠損が自立を阻害する（すなわち，最低限，請求書を支払う，内服薬を管理するなどの，**複雑な手段的日常生活動作に援助を要する**．

＊本書では，「軽度認知障害（MCI）」と認知症の程度（軽度，中等度，重度）の中の「軽度」を分けているため混乱のないように注意．

な影響を与えないことに留意しなければならない．一方，認知症が進行し中等度から重度になると，認知機能障害以外に失行・失認，遂行機能障害が加わるだけでなく，運動中枢の変性が進めば麻痺などの中枢神経障害が起こり，複雑に絡み合って ADL や IADL に非常に大きな支障をきたすようになる．このような特徴は支援・アプローチの前に，ある程度整理しておくことが基本となる．

認知症による ADL/IADL 障害は，起居動作（基本動作能力）との関係でみられる「座位ができると更衣動作が可能になる」「移乗ができればトイレが可能になる」[6]のような関係が一定でない特徴があり，気分変動や環境やかかわり方にも左右される．リハビリテーションは，これらのすべてを掌握し，**正確な評価・分析の下に**，健康状態や認知機能や行動・心理症状や運動機能等が ADL や IADL にどのように影響（関係）しているか，BPSD による気分の影響などはないか等を可能な限り明らかにしたうえで，計画的あるいは正確な判断（時には瞬間的な判断）で，**効果的な支援やアプローチを心がけなければならない**（図2）[7〜9]．正確に分析する力を身につけるためには，多くの認知症のリハビリテーションにかかわって経験を積み重ねるのみである．

3 IADL/ADL への支援とアプローチ

IADL/ADL への支援とアプローチでは，対応方法などにも十分に留意しなければならないが，前項を参考にしていただき，ここでは間接的な支援と直接的なアプローチについて述べていく．

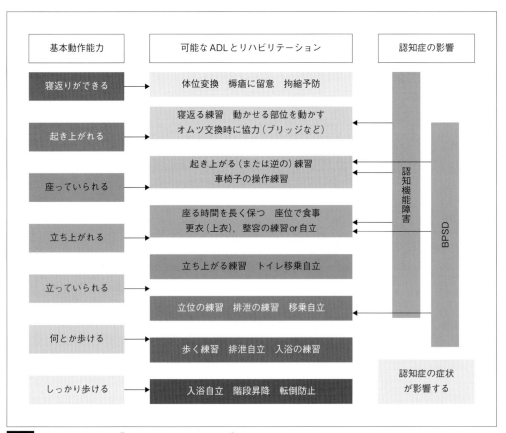

図2 認知症における「基本動作能力とADL」
ADL自立度は基本動作能力との関係が深いが，認知症の場合は認知機能障害やBPSDなどが影響し，より複雑となる．評価する場合は，初めに基本動作能力を見極めたうえで，認知症の影響を分析するとよい．

1) 軽度者への支援・アプローチ

　認知症が軽度なうちは，運動機能障害，遂行機能障害，失行などの直接的な影響ではなく，記憶障害などによる間接的な影響によりADLに支障をきたすようになる．はじめは買い物，金銭管理，調理，服薬管理などの高度なものから出現し，症状の進行とともに見当識障害が出現し始める．単純なIADLにも支障をきたすようになると，精神的に追い詰められ，猜疑的，易怒的になる等の性格の変化，そして自発性低下などが現れ，生活上の問題は大きくなってくる．精神的に不安定になると，**IADLに直接アプローチしてもうまくいかないことが多いため，接し方やかかわり方に重点を置き，精神的に安定させ，BPSDの出現を抑えることを優先する**．

　認知症がごく軽度なうちは，**活動性を高め，他者と交流する機会が増**

えるだけで改善することもある．ここでの改善とは，例えば，MMSEの得点が変わらなくても日常生活上の問題が少なくなる等のことである．そのために積極的にリハビリテーションを実施することは重要である．

① 活動性向上と他者との交流

　IADLやADLに直接介入するよりは，さまざまな方法で活動性を高め，心身ともに安定した状態にするために，適切なかかわり方で以下のようなリハビリテーションを実施し，これらの活動を生活の中にとり入れ，日常的に実施できるよう支援する．

・外の景色を見に行く，新聞を取りに行くなど，本人が興味を持つような目的を見つけて誘い出してもよいし，本人がその気になれば目的がなくてもよいので楽しく歩行する機会を設け，その距離を延ばす（目的を後で見つけるのもよい）．
・一緒に歩く場合は，寄り添って楽しい話をしながら歩き，周辺のさまざまな環境に目を向けさせる．そして，歩けば良いことがあると感覚的に認識させることが重要である．
・本人が興味を持てば，DVDを見ながらの体操やエルゴメーターやトレッドミルや簡単な体操でもよい（爽快感が味わえるように実施し，運動後は飲み物などを準備して，楽しく会話する）．
・活動性を高めることが目的であるが，それを日常的にするには，行き先などで他者と交流する機会を設けるとよい．また，役割を見つけるのもよい．
・セラピストは高頻度でかかわることができないため，家族や介護者に「散歩の時間」を確保してもらえるよう支援する．

② Reality Orientation Training (ROT)

　ROTは現実見当識訓練と訳され，認知障害による誤った外界認識を軽減させることが目的で，結果的にBPSDの軽減を図ることもでき，IADLへの直接的なアプローチとして使える手法である．毎日数名のグループでセッションを行う定型ROTと1日24時間の中のあらゆる場面で機会を与える非定型ROTがあり，前者は後者の補助的に行うものである．ROTで留意しなければならないのは，時間や場所や人物をはっきり認識できることに執着せず，自尊心などを傷つけることなく，さりげなく現実に導くように配慮することである．また，**現在の状況を正確に理解することが目的ではなく，自分と周囲の状況の関係性を再認識し，**

少しでも安心して過ごせるようになることが目的である（定型ROTの流れは「XIII　認知機能へのアプローチ」を参照）．

＜定型ROT＞

　「定型ROTは，数名のグループで行うもので，季節に関連した題材や現在地の歴史を題材にするなどを選択し，場所や時間に関する情報を繰り返し提供し，他者とのコミュニケーションの機会を作りながら楽しく実施する．誤りなし学習で成功体験も味わってもらうと効果的である．ここでの効果は，孤独になりがちな環境から抜け出し，他者と同じ場所で同じ課題に取り組む機会を作ることで交流ができ，社会を意識でき，精神安定につながることである．施設に入所あるいは病院に入院しているのであれば「行事」や「レクリエーション」などの中にROTの要素を取り込んで実施することができる．

＜非定型ROTの具体例＞

・話しかける

　（窓の外を見て）ひまわりが大きく咲きました．夏は暑いですね．

　（部屋のカレンダーを見て）今日は〇月〇日〇曜日ですね，もうすぐ正月ですね．

　（起床したら）朝ですね．もう〇時になったので着替えましょう

　（食事の時間帯に）もう〇時だから夕御飯の準備を一緒にしませんか．

　「息子さんはどこにお勤めですか？」「立派にお育てになったのですね．」「〇〇市には長くお住まいなのですか？」「どこから嫁いできたのですか？」など

・書いてもらう

　本人が興味を持てば，毎日日記を書くようにして「年月日，天気，今日の出来事」などを書いてもらう（「VIII-3　表示やメモリーエイドなどの工夫」を参照）．時々正確さを確認し，当たっていたら褒め，間違っていても決して指摘しない．カレンダーに〇をつけるだけでもよい（メモリーエイドと同様）．

③ IADLへのアプローチ

　記憶障害等への直接的なアプローチについては後述するので省略するが，記憶障害がどの程度障害され，IADLにどのように影響しているかを分析し，IADLが改善するためには何をどのように補えればよいかを明確にすることが必要である．そのためにこちら側の創意工夫と機転が必要であるが，家族や介護者には具体的な例を示し，支援していく必要

がある．
- メモリーエイドの活用（メモ，カレンダー，日記など）
- 内服薬を飲んだかどうか忘れる場合は管理できる入れ物を準備する．
- 掃除の手順を忘れてしまう場合は，できることを部分的に手伝ってもらう．
- 電話の対応が適切にできない場合に，電話の近くに返答する内容を書いて掲示し，メモを置いて記載するような環境を作る．

2）中・重度者への支援・アプローチ

　認知症が進行すると障害はIADLからADLに移行する．ADLの各動作は手続き記憶に該当するため，その部分に支障をきたすということは，認知症はかなり進行していると考えられる．ADL障害の原因は，大別すると身体機能障害と認知機能障害に分けられ，認知症が軽度なうちは認知機能障害による影響がほとんどである．しかし，中等度〜重度では中枢性のあらゆる身体機能障害が生じ，双方が複雑に影響し合う．さらに症状もさまざまであり，家族や介護者との協働による支援と専門的なアプローチを並行する必要がある．以下にADL障害の分析のポイントを述べる．
- 介護者からADLの詳細な情報を得る．
- ADLのどの場面の何ができないか．
- BPSDなどの症状が影響していないか．
- 身体機能が影響しているか，認知機能が影響しているか，双方か．
- 歩行可能か，不安定か，歩行不可能か（他の起居動作はどうか）．

　以上のような点に着目し，正確な分析ができれば，身体機能や認知機能を高める支援・アプローチ（後述）も効果的に行うことができる．基本は，**本人の能力を見極めて，できないところは介助し，できることは可能な限り自分でやってもらい，能力を引き出すようなADL支援とアプローチ**である．

　以下に，ADLの項目別に述べていく．

① 入　浴

　入浴はADLのなかで最も難しい行為であり，移動や更衣動作も含まれる．さらに，湯船につかる温熱効果だけでなく，清潔を保持するという重要な目的がある．そして，認知症が中・重度になれば，ほとんどが

介助を要するADL項目である．入浴介助はできない部分だけを介助し，自分でできることは自分で洗ってもらう自立支援の介助が重要であるが，認知症が進行すると入浴介助の負担よりも，入浴を拒否する場合のほうが問題となる．

　強い拒否でない場合は，「来客がある」「病院で診てもらう」「買い物に行く」などの身ぎれいにする必要性を提示し，**入浴の明確な理由を与える**ことで可能になることもある．何日も入浴せず，入浴を強く拒否して大声で怒り出す人であっても，浴槽に入れば「気持ちいい！」と表現し，拒否していたことを忘れてご機嫌になる．入浴による快刺激を繰り返し味わってもらうことで次第に拒否はなくなり，体も清潔になる．入浴を拒否するからと，本人の了解を待つ介護もあるかもしれないが，筆者の経験では，説得はむしろ逆効果で，別の用件で浴室に近づき，あらゆる手段でとにかく入浴してもらうことである．多少のことでは諦めず，繰り返し，繰り返し挑戦する．問題になるのは介護する側の発想のなさと諦めである．

② 排　泄

　排泄には排便と排尿があり，量も回数も高齢になると個人差が大きい．認知症高齢者では，排泄動作だけでなく量や回数や状態を把握することは，健康管理の有力な判断材料になる．特に水分不足による腎疾患や便秘症状を予防することは，健やかな生活のために重要である．

　認知症が進行すると排泄の「失敗」という形で本人の羞恥心を脅かし，精神状態を不安定にする．誰もが恥ずかしいと思う「排泄」であるので，**失敗したら本人が気づかないようにさりげなく処理したり，「お水でぬれたようです．」と着衣の交換をすすめたり，どんなに認知症が重度でも介護側の配慮が必要である**．羞恥心は長く残存するからである．

　排泄動作は尿意・便意，自在に排出する能力，移動能力，立位バランス，上肢機能，認知機能などの一つでも欠けていればできなくなる．尿失禁したらおむつという発想でなく，原因を明確にして対応を検討する必要がある．原因別の対策例を**図3**に示す．

　アプローチは，程度によっては排泄動作を繰り返し実施することで可能になることもあるが，介護者と連携し，どう支援するかが重要になる．特に，**排泄方法の判断**（トイレ誘導からオムツに変更する場合の検討）では，専門的な分析から情報提供し，ケア会議などで複数の担当者のあらゆる意見から判断する．

XII IADL・ADL能力への支援とアプローチ

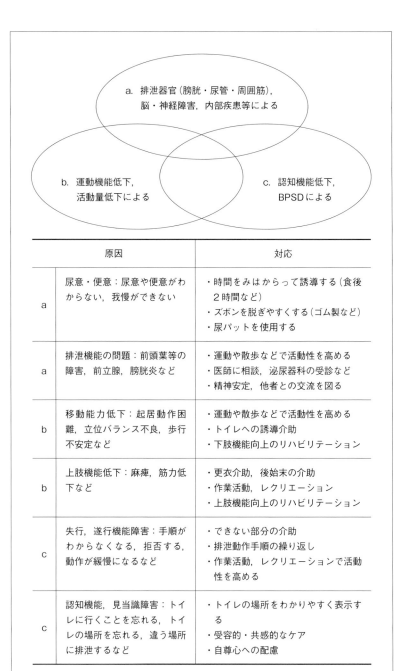

	原因	対応
a	尿意・便意：尿意や便意がわからない，我慢ができない	・時間をみはからって誘導する（食後2時間など） ・ズボンを脱ぎやすくする（ゴム製など） ・尿パットを使用する
a	排泄機能の問題：前頭葉等の障害，前立腺，膀胱炎など	・運動や散歩などで活動性を高める ・医師に相談，泌尿器科の受診など ・精神安定，他者との交流を図る
b	移動能力低下：起居動作困難，立位バランス不良，歩行不安定など	・運動や散歩などで活動性を高める ・トイレへの誘導介助 ・下肢機能向上のリハビリテーション
b	上肢機能低下：麻痺，筋力低下など	・更衣介助，後始末の介助 ・作業活動，レクリエーション ・上肢機能向上のリハビリテーション
c	失行，遂行機能障害：手順がわからなくなる，拒否する，動作が緩慢になるなど	・できない部分の介助 ・排泄動作手順の繰り返し ・作業活動，レクリエーションで活動性を高める
c	認知機能，見当識障害：トイレに行くことを忘れる，トイレの場所を忘れる，違う場所に排泄するなど	・トイレの場所をわかりやすく表示する ・受容的・共感的なケア ・自尊心への配慮

図3　排泄失敗の原因と対策（中等度～重度認知症）

排泄障害の原因は，さまざまな症状が重複している場合が多いが，個々の症状をアセスメントし，排泄障害の原因はa～cのいずれに該当するか，重複しているかを可能な限り捉えて方針を検討する．

＜頻尿に対して＞

脳の変性が進行すると覚醒水準が低下し，排泄を我慢する際の抑制力が低下し，少量で尿意を感じ頻尿となることがある（1回の尿量：300〜500 mL）．認知症の頻尿には，実際に前述した中枢神経等の問題がなくても，尿意を訴えることもある．頻尿を放置すると膀胱の容量が小さくなることもあるため，適切な対応が必要となる．

中枢神経や膀胱等の機能障害がない場合は，精神不安定な状態や運動不足が考えられるため，そのような場合は，**さまざまな工夫で別の物事に関心を向け，しっかり会話をして安心感を与え，他者との交流を図る**とよい．また，**本人の手を取り屋外へ散歩に出かけて楽しい時間を過ご**すのも効果的である．適切なケアにより精神的に安定すると頻尿は改善されることが多い．

＜腹圧の影響＞

排泄は座位で行うが，座位は腹圧を高め排泄しやすい状態になる姿勢である．ADLに介助を要するようになると，どうしても臥位で過ごす時間が長くなり，オムツを使用するようになると便がでにくい状態になる．**座位では腹部臓器が重みで下がり腹圧を高めるが，臥位では腹部臓器が胸部方向へ移動し腹圧は減少する**．臥床状態の人に起こりやすい便秘はこのような理由が考えられ，車椅子に乗車する目的の一つに「排泄の促進」があることを忘れてはならない．

＜排泄にまつわる問題＞

認知症が重度になると排泄にまつわる「弄便」「異食」などがみられることがある．排泄の問題は，介護者が最も限界を感じる部分であり，同時に本人のダメージも大きい．このような行動を防ぐ環境を作ることは可能であるが，決して根本的な解決法ではない．問題点を大きくとらえて解決策を見いだす必要がある．筆者の経験では，さまざまなBPSDによる「介護する側が問題と考える」行動の背景には，非活動的な生活，他者との交流の減少，不適切な対応，孤独があった．リハビリテーション専門職ができることは，**活動性を高め，他者と交流する機会を作り，適切な対応で孤独さを解消するきっかけを見つけてあげることである．**

③ 食　事

認知症が軽度，中等度であれば，他のADLが不可能になっても食事は自立していることが多く，ADLの中で最後までその能力が保たれるのは食事である．認知症が進行すると以下のような理由で食事を摂るこ

とができなくなる．
A．食事することを拒否する．
B．集中力がなくなる．食べ物を弄ぶ．
C．失行や遂行機能障害により，食物を口まで運ぶことができなくなる．
D．上肢の機能障害，頸部・口腔機能低下により摂取，咀嚼，嚥下が難しくなる．

　これらの原因を明確にして対応方法を検討する．例えば，AやBであれば，環境づくりや促し方の工夫が必要になる．「ご飯を食べましょう．」と説得するのではなく，楽しい雰囲気を作る，複数人で会話をしながら食べられるような環境を作るなどである．集中力がなくなり途中で食事をやめる場合は，介助することも重要である．食事は空腹でなければ美味しく食べることはできない．いずれの場合も，**たくさん体を動かし活動的な生活をして，空腹な状態で楽しく食事をすることが最も重要である**．

　Cでは手を添えて導くような介助を実施する，それがきっかけで可能になることもある．**可能なことは自分でやってもらい，介助が必要な部分だけ介助し，能力を損なわないようにすることが重要である**．リハビリテーション場面では，食事場面にこだわらず活動性を高め，他動的にも自動的にも関節運動を実施する．

　Dでは，中枢神経障害による麻痺などが出現する認知症の末期の状態であることが多い．上肢機能や口腔機能の問題で経口摂取かできなくなると，同時に咳嗽力も低下して排痰できなくなり，誤嚥性肺炎も頻発する．経管栄養（胃瘻増設）に移行するか否かの時期である．それでもなるべく長く経口摂取を続けることは重要である．この時期のリハビリテーションは**離床時間をしっかりとる，筋緊張が高まった四肢の関節可動域を他動的にゆっくり（数回）実施する**，などがある．筆者の経験では，食事が摂れなくなった時期に上肢だけの関節可動域練習を1日1回2週間実施し，一時的にではあるが（介助で）食事摂取ができるようになったケースがあった．肩関節の関節可動域拡大により，食べ物を口に運ぶためだけでなく，頸部の筋緊張が一時的に弛み嚥下しやすくなる．また，胸郭拡大にもつながり呼吸機能改善にも貢献する．**経口摂取ができなくなるということは，生命にかかわることであり，経管栄養（胃瘻増設）の検討が始まる時期であるため，医師との密な連携は欠かせない**．

④ 更衣・整容

　更衣や整容は実施しなくても食事や排泄のように生命に直接的な弊害が起きない動作であり，認知症発症の当初は見落とされがちである．初めは「着替えない」「化粧をしない」「歯を磨かない」などの形で支障をきたすようになるのがほとんどで，不衛生に気づいて医師の診察を受けることも多い．認知症が軽度な場合は，**更衣や整容は家族以外の人との交流が「引き金」になる**ため，買い物へ行ったり，近隣を散歩したり，他者と交流する機会をたくさん設けることが重要である．

　認知症が進行しても，好みの服を選んでもらうことはできる．失行や遂行機能障害で更衣や整容の動作ができなくなっても，部分的に可能なことがあればやってもらい，介助は可能な限り少なくする．全介助であっても最後の1枚は自分で着てもらうなど，さまざまな工夫ができる．身支度はきれいにして，たまには褒めて，着替えや整容が心地よくなるようなケアを提供する．拒否する場合は，**説得すると逆効果となるので，拒否する行動から気をそらし，別な関心事に気持ちが向いた時に素早く介助するとよい．**

4 日常生活に支障をきたしても…

　認知症が進行しさまざまなADLに支障をきたしても，そのことにかかわりすぎてはならない．自分の身の回りのことができないというだけで，本人はストレスを感じている．家族や介護者は，「なんでできないの？」「違うじゃない．」という言葉は避け，**できないことをさりげなく手伝い，自尊心を傷つけないよう努める必要がある．**

　日常生活のいくつかができなくなっても，**できる動作や役割を探して，家族の役に立ち，自信を持って生活できるよう支援する**．これは，リハビリテーション専門職の大切な役割である．

XIII 認知機能へのアプローチ

1 認知機能低下の過程と保たれる能力

　アルツハイマー病の臨床症状はその出現の順序が明らかになっており（VI-1の図1を参照），ある程度はリハビリテーション実施の際の手がかりとなるが，実際には疾患，治療はさまざまで，人的・物理的環境が大きく影響し，個人差が大きい．認知機能障害は進行するほど正確な評価が難しくなるため，把握可能な時期にできるかぎり正確に評価しておくことも重要で，認知機能評価に慣れていないセラピストであっても，繰り返し実施し，記憶障害の詳細な評価ができるよう鍛錬する必要がある．時間をかけて把握することもできる．認知機能の問題が明らかになれば，目的を立てて的確な支援やアプローチが可能になる．
　認知機能の評価と実践を繰り返すことで，認知症の過程と全体像を知ることができれば，保たれている能力を優先させて実施し，肯定的な生活体験を繰り返し感じてもらうことができるようになる．**認知症が進行しても比較的保たれている能力は「手続き記憶」であり，できないことが増えて自信を失いがちな認知症の人に対するリハビリテーションに活用できる**[1]（XIII-4-2）を参照）．

2 アプローチの際の基本姿勢

　脳を活性化するリハビリテーションの原則として，山口[2]は，①**快刺激が笑顔を生み意欲を高める**，②**褒めることがやる気を生む**，③**会話が**

安心を生む，④役割を演じることが生きがいを生む，をあげている．その理由として，"認知症の人は日々の生活で失敗を繰り返し，不安や混乱を抱えている．このことを理解し，受容的に接すると症状が安定し，進行が緩徐になる．"と述べ，認知機能そのものを向上させる面白みのないリハビリテーションよりも**残存機能を生かして笑顔と生活機能向上を目指すリハビリテーションが有効である**としている．筆者の経験から，認知症の人は人とうまく交わることができないことを知っており，不安や混乱だけでなく言い知れぬ孤独感を抱いている．リハビリテーションは，診療報酬や介護報酬の中で，セラピストがマンツーマンで丁寧に接することができる絶好の機会である．そのため，リハビリテーションは，認知症の人だけでなく家族や介護職員等に向けて前向きな情報を発信する基点となり，**アプローチの内容は不安定な状態から脱出するための突破口になりえるものでなければならない**．このことは，運動機能へのアプローチにおいても同じことがいえる．

3　さまざまな非薬物療法とリハビリテーション

認知症の非薬物療法といわれるものはさまざまあり[3]（**表1**），作業療法，運動療法，言語聴覚療法もその中の一つである．しかし，認知症の人にこれらの非薬物療法を正しい形でとり入れ，実施している機会はいまだに少ないと思われる．特にグループによるものは，認知症の進行度や生活スケジュール，気分変動などから同じ時間帯に同じ場所で実施することがかなり難しい．1単位20分という限られた時間内に，疾患別リハビリテーション，介護保険における短期集中リハビリテーションなどで実施する場合，現実的にはさまざまな非薬物療法のエッセンスを活用し，個別で実施することが多い．グループによる効果を引き出す場合も，例えば施設の場合は，さまざまな療法のエッセンスを活用しながら，生活の中（お茶の時間やレクリエーションや行事など）で実施することが多い．

認知機能へのアプローチではさまざまな技法があるが，その技法にこだわりすぎてはならない．一人一人の状況と反応にあわせ，臨機応変に行うことが重要である．**回想法からはそのテーマを活用できる**（表2）．バリデーションの技法からは実施側の態度を学ぶことができる．リアリティオリエンテーション（RO）の内容は直接プログラムに活用できる．つまり，リハビリテーションを提供する側の思考の柔軟さが決め手となる[4]．

表1 さまざまな非薬物療法

回想法	昔のことを思い出し，他者とコミュニケーションを図ることで自然と記憶力や集中力などが使われ，脳が活性化される．蘇った思い出が楽しいものであるほど，心理的に安定し，過去を振り返ることで失っていた自信を取り戻せることもある．（R. Butler：1960年代）
現実見当識訓練（リアリティオリエンテーション：RO）	何月何日，季節などの時間，場所等の見当識障害を解消するためのもので，現実認識を深めることを目的とする．個人情報に関する質問に始まり，今居る場所や日付などの質問を繰り返し，また日常生活で当たり前に行ってきた動作を通じ，対人関係・協調性を取り戻すことや，残存機能に働きかけることで認知症の進行を遅らせることを期待する．（Folsom：1968年）
バリデーション療法	徘徊や不穏などの問題行動も，すべて意味のある行動として捉えて訴えを傾聴し，共感する．そして，正しい行動を褒めて適切な行動が増えるように導くもの．バリデーションでは，認知症高齢者の混乱した行動の裏には必ず理由があるという考え方に基づいている．（Naomi Feil：1980年代）
音楽療法　　芸術療法 園芸療法　　学習療法 動物介在療法 レクリエーション療法など	さまざまな媒介の生理的・心理的・社会的な効果を応用して，心身の健康の回復，向上をはかることを目的とする，健康法ないし代替医療などと解釈される．例えば音楽であれば，歌唱や演奏を行う能動的音楽療法と音楽を聴くなどの受動的音楽療法の2つに分かれる．（最も楽しめるものを選択すると良い．）
タクティールケア	未熟児に毎日タッチケアを行うことで，乳児の体温が安定し体重の増加が見られたという経験に基づいたもの．優しく触れられたいという人間が本来持つ願望があり，それらが満たされることにより，乳児はもちろん，大人や高齢者にも「精神的不安の解消」「痛みの軽減」などの効用がある．（1960年代）

4 認知機能へのアプローチの実際

　認知症で運動機能低下がみられるようになるのは，かなり進行してからであり，「歩行」はいわゆる手続き記憶であるため，日常的に抵抗なく実施できるであろう．それに比べて認知機能へのアプローチは難しい．例えば，認知症が軽度な場合は，自覚がない人が多く，記憶に関する直接的なアプローチを嫌がることがあり，プライドを傷つけてしまうこともあるので注意が必要である．さらに，理解力だけでなく集中力や意欲が低下するなどの症状でアプローチはかなり難しくなる．認知機能向上の積極的なアプローチが可能なのは，認知症の予防，あるいは軽度の段階に限られる．つまり，2の最初に述べた4つの脳活性化リハビリテーションは非常に理に適った原則といえる．**原則に基づいたさまざまな取り組みから，安定した生活を送ることができるようになり，その結果，認知機能が維持・向上することのほうが圧倒的に多いと考えられる．**

表2 回想法のテーマと道具の一例

```
一般的なテーマ
 1. 子どものときの遊び    コマ，竹とんぼ，お手玉
 2. 学校の思い出        教科書，文房具など
 3. お弁当・給食        弁当箱，竹の皮
 4. お祭り            うちわ，お祭りの道具や写真
 5. 家事や手伝い        ほうき，割烹着
 6. ふるさと           家の写真，地図など
 7. 食卓             写真，実際の料理など
 8. 自然の実り         栗，柿
 9. 両親             ご家族の個人写真
発達段階に沿ったテーマ
 1. 自分の趣味・故郷     個人写真，その土地の地図，昔の家財道具の写真など
 2. 子どものときの遊び    コマ・お手玉，けん玉，ビー玉，凧，ブリキの玩具
 3. 学生時代          教科書，学生帽，三角定規，ランドセル，ハーモニカ，文房具
 4. 学校時代の遊び      日光写真，駄菓子，糸巻き戦車，虫かご
 5. おしゃれや酒たばこ    化粧品，古くからあるメーカーのたばこ
 6. 仕事など          箱膳，まな板，洗濯板，たらい，洗濯ばさみ，裁縫箱
 7. 娯楽や趣味         映画のパンフレット，テレビの雑誌など
 8. 旅行の思い出        観光地図，家にある古い土産物（日光の三さる，こけしなど）
 9. 恋愛や結婚生活      記念写真や思い出の道具など
10. 人生を振り返って     これまでのお話の記録，ライフレビューブックなど
```

(文献4）より引用）

　認知機能へのアプローチでは，**内的代償法と外的代償法**があり，前者は記憶訓練や学習療法などであり，後者はメモリーエイド等（後述）を用いて記憶に関連する生活上の問題を解決する方法である．（ここでは認知症の重症度を軽度，中等度，重度として表現しているが，軽度者と軽度認知障害（MCI）とは異なるので注意する．）

1）軽度者へのアプローチ

　軽度者は，ADLが自立しているもののIADLに支障があり，精神的に追い詰められていることが多い．そのため，「行える能力」に働きかけ，成功体験と楽しい体験ができるよう工夫しなければならない．計算や漢字などの直接的なアプローチ（なかには好む者もいるが）よりも，本人の趣味や特技を利用した作業などが有効である．あるいは，両方を合わせて実施するのもよい．また，興味・関心チェックリスト（**図1**）[5]などを用い，対象となる活動を思い出すきっかけを作るために活用するのもよい．しかし，**実際には趣味も興味も思いつかない人が多いのも事実である．**そのようなときは，人の役に立つ「役割」（例えば掃除や洗濯たた

XIII 認知機能へのアプローチ

興味・関心チェックシート

氏名：＿＿＿＿＿＿＿＿＿＿ 年齢：＿＿＿歳 性別（男・女）記入日：H＿＿年＿＿月＿＿日

表の生活行為について，現在しているものには「している」の列に，現在していないがしてみたいものには「してみたい」の列に，する・しない，できる・できないにかかわらず，興味があるものには「興味がある」の列に○を付けてください．どれにも該当しないものは「している」の列に×をつけてください．リスト以外の生活行為に思いあたるものがあれば，空欄を利用して記載してください．

生活行為	している	してみたい	興味がある	生活行為	している	してみたい	興味がある
自分でトイレへ行く				生涯学習・歴史			
一人でお風呂に入る				読書			
自分で服を着る				俳句			
自分で食べる				書道・習字			
歯磨きをする				絵を描く・絵手紙			
身だしなみを整える				パソコン・ワープロ			
好きなときに眠る				写真			
掃除・整理整頓				映画・観劇・演奏会			
料理を作る				お茶・お花			
買い物				歌を歌う・カラオケ			
家や庭の手入れ・世話				音楽を聴く・楽器演奏			
洗濯・洗濯物たたみ				将棋・囲碁・ゲーム			
自転車・車の運転				体操・運動			
電車・バスでの外出				散歩			
孫・子供の世話				ゴルフ・グランドゴルフ・水泳・テニスなどのスポーツ			
動物の世話				ダンス・踊り			
友達とおしゃべり・遊ぶ				野球・相撲観戦			
家族・親戚との団らん				競馬・競輪・競艇・パチンコ			
デート・異性との交流				編み物			
居酒屋に行く				針仕事			
ボランティア				畑仕事			
地域活動（町内会・老人クラブ）				賃金を伴う仕事			
お参り・宗教活動				旅行・温泉			

図1 興味・関心チェックリスト （文献5）より引用）

みや草取りなど）を見つけることも重要である．高齢者では，目的のない体を動かすだけのリハビリテーションもありえることを知っておく必要がある．

実施に際しては以下について心がけ，自信につながるように褒めながら行うことが重要になる．

・本人のペースに合わせる
・指示は簡単に伝え繰り返す

- 努めて感情の交流を図る
- できる動作や能力に働きかける
- 潜在する能力を引き出す
- ユーモアを引き出す
- 他者との交流を積極的に図る
- 社会を感じとれる内容を含める

① 机上でのアプローチ

　机上でのアプローチは，日常的な会話の後に上肢や手指の軽いストレッチングでリラックスさせてから開始するとよい．文字抹消テストやTrail Making Test（TMT）の内容を変えつつ（Ⅱ-2-3）を参照），そのままトレーニングに活用する方法もあるが，面白みに欠け，長期間実施するには相応しくない．内容は本人の経歴などを参考として，**他者の助けがなくてもできて日常的に継続できるものが望ましい．子どもじみた内容のものは極力避け，本人に合ったものを選択する**．次にいくつかの例をあげてみる．

　なお，机上でのアプローチの際は，**同じテーブルで複数の人で会話しながら実施する**と，対人交流により，精神安定を図ることができる．

＜学習メニューの例＞
- 音読：本人の能力に合った本や新聞などを，声を出して読んでもらう．「大きな声を出す練習です．」などと促すのもよい．
- 文字の模写：本人の学力等に合わせ大人の雰囲気のものを選択する（ペン字練習用など）．
- 塗り絵：可能な限り大人の雰囲気のものを選択する．
- 計算，漢字：問題集を活用する．簡単にできる場合は難しいものに変更していく．速度を計測するのもよい．
- 作文：若い頃の出来事や興味のある事柄について書いてもらう．日記（Ⅷ-3-図1を参照）でもよい．
- 絵画：経験のある人なら白紙に絵を描けるが，難しい場合は，下絵が書いてあるものに絵の具を塗ったり，折り紙や和紙や毛糸で貼り絵にするとよい．
- 音楽：音楽鑑賞するだけでなく，声を出して歌う．童謡などは避け，本人の好きなものを選択する．苦手な方はグループで実施するとよい．
- 手芸：編み物，縫い物，イタリアンコード手芸などは女性に向いている．

・その他：パズル，シール貼り，籐細工，粘土，書道・華道・茶道，皮細工，銅版細工，陶芸，織物，木工，彫刻，その他
・グループで実施するもの：クイズ，輪投げ，玉入れ，風船バレー，トランプ，囲碁・将棋，カラオケ，マージャン，お話会（一人一人自分の思い出話などをする．），その他

＜実施の流れ（例）＞
・誘導，着席：近くの人に挨拶　本日の年月日と予定
・座位による上肢と手指のストレッチング
・簡単なペグボードや箸の練習
・イタリアンコード手芸：自分で道具や材料を準備する．周囲の人に関心を持たせ，互いに賞賛したり，雑談できるように計らう．
・頸部と肩の軽体操，深呼吸：周囲の人に挨拶をして終了

② メモリーエイドの活用

外的代償法であるメモやカレンダーなどを使用することによって，記憶に関連した生活障害の緩和が可能になることがある．メモリーエイドの使用は，認知症の程度によっては効果的に使用できないこともあるので，実際の使用に際しては適切かどうかの精査を行ってから使用する．使用に際しては自ら記憶の問題を自覚し，メモリーエイドに情報が記録されていることや，いつどのように使用するかを憶え続けていられるなどの条件がある[6]．認知症が進行すると，メモを置いた場所あるいは書いたこと自体を忘れることもあり，メモリーエイドは使えなくなる．「どのように使用するか．」がセラピストの腕の見せ所である．

・メモの利用：付箋を使用すると物に貼り付けることができる．
・カレンダーの利用：大きめのカレンダーを見えやすい場所に貼り使用する．
・日記帳：年月日，曜日，天気，予定，食事，服薬などを書く欄を作成して利用する（Ⅷ-3-図1を参照）．
・ICレコーダーなどで必要な項目を録音して時間を設定し，その時間に自動的に音声が流れる機能を持つものを利用して服薬・散歩・日記記入・火元点検を促すといった生活支援が可能である．
・パソコンンなどのテレビ電話：遠隔会話が可能で，心理的安定にも役立つ．

表3 保たれやすい能力（手続き記憶）

手続き記憶（習慣的な技術など） 　　　　雑巾かけ　草取り　洗濯たたみ　料理　絵画　洋裁　化粧・髭剃りなど
長期記憶 　　　　結婚前の住まい，子どもの数，出身校のこと，歴史上の人物，りんごは果物など
全体的な運動機能 　　　　起き上がる　立ち上がる　歩行　走る　泳ぐ　自転車をこぐなど
音楽とリズムの理解 　　　　合唱・民謡　音楽鑑賞　手拍子　盆踊り　ダンス　リズム遊び　楽器演奏など
社会的技術 　　　　過去に身につけた技術・仕事（茶道・華道，盆栽，パソコン，野菜作りなど）
情緒的な関心・記憶 　　　　身内の死の悲しみ　祭りの楽しさ　褒められた喜び　失礼な人への怒りなど
ユーモア 　　　　冗談を言う　他者の冗談を笑う　その場を和ませる　粋なことを言うなど
感覚的な関心事 　　　　美しい風景　気持ちの良い風呂　きれいな花　寒い冬　暑い夏など

＊肯定的生活体験が増えるようにこれらの能力を活用する．

2）中・重度者へのアプローチ

　この頃になるとBPSDが出現していることも多く，記憶機能そのものの回復を目指す取り組みに大きな意味はなくなり，とにかく精神的に安定した生活を送ることが優先される．筆者の経験から，この時期のリハビリテーションの方針は「**他者から認められ，自分に自信を持ち，活動性を高め，さまざまな人との交流を図り，社会の一人として落ち着いた心で生活を送る．**」ことであると考える．リハビリテーションは「ADLが改善した」などという効果を目指し機能・能力を取り戻すのではなく，**心を取り戻す**ことが最優先となる．

　実際に，この時期に直接的な記憶機能へのアプローチを実施できることはほとんどなく，多くは「手続き記憶」を活用したアプローチ[7]が中心になる（**表3**）．

3）グループによるアプローチの例

　グループで実施するアプローチにはさまざまなものがあり，個人で実施するよりも効果的に精神安定が図れ，身体活動量も高まり，理想的な

表4 リアリティオリエンテーション（RO）ボード（例）

```
         第□□回 「そのグループ名を記入」へようこそ

            ・本日は，西暦□□□□年，
            ・平成□□年□□月□□日，□□曜日です．
            ・今の時刻はおよそ□□時□□分です．
            ・季節は□□です．
            ・ここは□□□□です．
            ・住所は□□県□□市□□町です．

         本日のテーマは…「その日のテーマを記入」です．

         次回は平成□□年□□月□□日，□□曜日に実施します．
```

使用方法：以下の□や括弧内に記載して，皆で読み上げて使用する．

リハビリテーションである．しかし，実際には，認知症の程度がバラバラであったり，病院や施設では，他のスケジュールと調整しなければならなかったりとグループで実施できる機会はそれほど多くなく，実施する側の力量にも左右される．さらに，人数が多いため，個人の心情を図りながら進めることには限界がある．ごく軽度の認知症，重度の認知症，精神疾患を持つ場合，BPSD（妄想や誤認など）がひどい場合は適しておらず，混乱を増悪させることもある．

　グループで実施する目的は，**少しでも安心して生活できるよう，「自分」と「他者」の関係性を再確認することであり，そのための手がかりを提供することである**．提供側は自分達の考えを突きつけることがないよう，誤反応は訂正せず，参加者の心を傷つけないよう，成功体験を味わってもらいながら実施しなければならない．さまざまな療法があるが，**一つの方法に固執することなく柔軟に変更や展開を繰り返し，最終的には生活の中に統合するよう心がける**．

〈リアリティオリエンテーション：RO〉[4]

・軽体操：軽体操の中にリズムをとったり，身体部位を指し示すなども入れる．
・参加人数の確認：一人ずつ声を出して1から番号を発声し，自分の番号を記憶する．
・ご挨拶：自己紹介およびお互いの氏名確認，呼びかけへの返事
・ROボード（**表4**）による見当識情報の確認
・記憶課題：タイマーが鳴ったら拍手する，立ち上がる，などの記憶課題

- 見当識課題：模擬電話応答による見当識の強化，物品を隠し，何をどのような場所に隠したかを想起する．
- 終了宣言：次回開催予定日の確認，握手など

<日々のグループ活動：例>
- ご挨拶：参加者，職員の自己紹介
- RO：日時，曜日，季節などの確認―最近の出来事，ニュースやテレビの話題など
- 軽体操：リズムをとる，身体部位を指し呼称するなどを取り入れる．
- 当日のプログラム：音楽，ゲーム，絵画，園芸，クイズ，その他．周囲の人に関心を持ち，自分を表現するよう図らい，楽しく行う．
- 発表：作品があれば一人一人のものを皆で鑑賞し，感想を言い，拍手する．
- 軽体操：頸部と肩の体操と深呼吸
- 終わりのご挨拶：周囲の人に挨拶をして終了

<音楽療法の流れ：例>
- ご挨拶：マイクを向けて一人一人ご挨拶，職員の自己紹介
- ROT：日時，曜日，季節などの確認―最近の出来事，ニュースやテレビの話題など
- 歌：馴染みの歌，季節の歌など（幼稚な歌は避ける）
- 楽器演奏：指導者のリズムに合わせ音を出す（マラカス，太鼓，カスタネット，鈴など）．
- 軽体操：歌に合わせて手足の運動，指の運動を行う．
- 回想：本日の歌や季節に合わせてテーマをあげ，過去の出来事などを自由に話す．
- 音楽鑑賞：深呼吸などを取り入れてリラックスできる曲を鑑賞する．
- お別れの歌：歌いながらスタッフはすべての人と握手する．

<回想法の流れ：例>
- 誘導，着席：季節やその日のテーマに沿ったBGMを流す．
- 自己紹介：参加者に名札をつけ，座席順に自己紹介する．
- 軽体操：歌に合わせて体操をする．
- 話し合い：テーマに沿って話し合いをする．昔のことを思い出しやすいよう，テーマに関連する物品を準備し，見せたり触らせたりする．
- 合唱：その日のテーマに合った歌などを歌う．
- 終わりのご挨拶：リーダーがその日の回想の感想を話す．
- 茶話会：お茶とお菓子を食べながら自由に談話する．

＜絵画療法の流れ：例＞
- ご挨拶と準備：絵画の準備をしてから着座し，自己紹介する．
- ROT：日時，曜日，季節などの確認—最近の出来事，ニュースやテレビの話題など
- 絵画：塗り絵，模写，写生，自由画などを自由に描く．職員は助言や介助をする．
- 発表・評価：一人一人の作品を皆で鑑賞し，良い点，努力した点を褒めて，全員に拍手を促す．

4）役割活動について

　人が尊厳を持って生きるためには，認知症になっても社会あるいは家庭あるいは施設などの身近な集団の中で何らかの役割を担うことが重要である．**周りが良かれと思って何でもやってあげれば，「何でもやってもらう自分は何のために生きるのだろう．」**と考えてしまう．このことを年齢の若い家族や介護者は気づいていないことが多い．その人の立場になるということは非常に難しいことである．

　わずかでも良いので誰かのためになる「役割」をみつけてやってもらうことは重要なことである．**役割を担い，感謝され，また次も期待される．そして，人は「自分は生きている．」**と感じるのである．これは，認知症が軽度であっても重度であっても，認知症がない高齢者であっても共通している．役割の例について以下に述べてみる．

- 掃除：屋内・屋外，掃き掃除，拭き掃除，ガラス磨き，テーブルの上の掃除など
- 洗濯：手洗い，洗濯物干し，洗濯物たたみなど，女性が得意である．
- 調理：簡単なものから複雑なものまでさまざまあり，女性はできる人が多い．
- 食器洗い・配下膳：部分的なことから複雑な仕事まであり，女性はできる人が多い．
- 園芸・農作業：男女関係なく実施できる．
- 木工作業：男性が力を発揮できる．怪我しないよう留意する．
- 新聞収集・新聞たたみ：部分的な作業から複雑な作業までさまざまあり，男女関係なくできる人が多い．
- 動物，植物のお世話：観賞用の植木や熱帯魚などのお世話を任せる．男女関係なく能力に合わせて実施できる．

・体操の際の号令：大きな声を出しユーモアを交えて実施してもらう．男性が得意．
・消灯と点灯：見ていないテレビなどを含め，決まった時間に実施できる人が良い．
・その他

以上のように，どのようなことでもよいので手伝ってもらう機会を作り，役割が終了したら，しっかりと言葉で感謝を返すことが重要である．

XIV 運動機能へのアプローチ

1 運動機能と活動

　運動は，記憶に関与する海馬歯状回の神経細胞新生を促進し，記憶を改善させることが動物実験で示されており[1]，運動機能低下が認知症を進行させる因子となり，運動が記憶機能低下を予防し改善も可能であることが知られるようになった．本書のリハビリテーション評価では，「運動機能」は動作や行為（performance）を指し，体力（fitness）に関連する「活動状況」とは分けている．実際には厳密に分けられるものではないが，評価の時点で何が問題になっていて，どのように介入するのかを整理しやすくするために分類した．なお，**認知症患者に運動機能の障害があれば自ずと活動量が低下するという関係性があるため**，リハビリテーションでは双方を関連付けてプログラムを立案する必要がある（図1）．

2 「歩行」は最も馴染みやすい運動

　一般的に認知症のリハビリテーションというと，運動以外のアプローチをイメージしやすいが，他の疾患のリハビリテーションでも実施している「歩行」を活用すれば，むしろ運動課題はわかりやすいし，馴染みやすく導入しやすい．「歩行」は認知症が進行しても長く残存するいわゆる「手続き記憶」である．
　認知症が軽度であれば，自主的な運動も可能で，何らかの目的を持つことで楽しく実施でき，個別でもグループでも実施できるが，認知症が

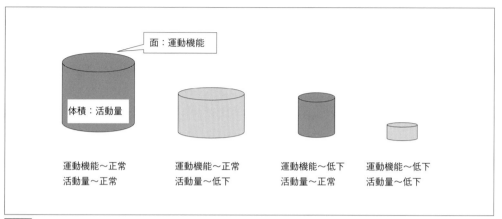

図1 運動機能と活動量の関係
運動機能とそれに見合った活動量を維持することが重要.

進行すれば介入自体が難しくなる可能性がある．目的のない，ただ歩行するだけの介入もありうる．認知症のリハビリテーションが他の疾患のリハビリテーションと異なる点は，重症度別（Ⅵ-1-図1を参照）に臨機応変に対応しなければならない点と認知症の人を活動的な生活に導くための応用力が求められる点である．医療機関や介護施設でのリハビリテーションの処方（指示）が出される時期は認知症がかなり進行していることが多い．それでも，症状の改善や進行予防のための認知症リハビリテーションは重要で，どのようなケースにも積極的にかかわっていく必要がある．

3 運動機能へのアプローチの実際

運動機能と認知機能の喪失はどちらが先に起こるかという問題では，一般的には認知機能低下が先に起こると表現されることがあるが，加齢に伴う歩行パフォーマンスの低下は認知機能低下に先んじるという研究もある．図2に加齢に伴う運動機能の喪失と認知機能の喪失の関係について示した[2]．このような関係は，脳の器質的変化を基盤とする認知症でも同じであり，リハビリテーションは運動機能と認知機能の双方にアプローチする必要がある．

運動実施時のリスク管理に際しては，認知機能障害により自覚的な情報が曖昧であったり，正確な返答でなかったり，うまく表現できないこ

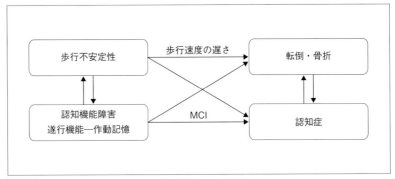

図2 加齢に伴う歩行機能の低下と認知機能の低下の観点　　（文献2）より引用）

とが多い．そのため，**表情や動作の観察，会話時の声量，脈拍，血圧，SpO_2（酸素飽和度）測定などの客観的なデータとその判断に委ねられる**部分が大きい．認知症の人の体力低下（体調不良）を疑わせる具体的な反応のいくつかを列記する．

・運動後に容易に心拍数（あるいは血圧）が上昇し，回復に時間がかかる．
・運動後あるいは安静時に呼吸数が増加し，なかなか回復しない．
・呼吸状態が荒く，肩呼吸などがみられる．
・弱い運動でも「きつい」と表現し休憩を要求する．
・運動実施後の会話量，食事量が減少する．
・体重が急激に増加，減少する．
・いつも参加していたレクリエーション等への参加を拒否する．
・歩行距離が短くなる．
・円背姿勢がひどくなる．など

1）軽度者へのアプローチ

　軽度認知障害（MCI）の研究は非常に多く，認知症発症の予防に関する取り組みはかなり効果的な内容となっている．ここでは，認知症の軽度者について述べていく．

　この時期は，IADLに支障がみられない段階であり，一般的には認知機能への介入が重視されがちであるが，前述したように，運動機能へのアプローチを積極的に実施する意味は大きい．脳が1つの個体であり，その周囲には無数の血管が脳全体に流れていることを考えれば，運動が認知機能に良い影響を与えるのは明白である．この時期は，BPSDに

よる拒否などの影響がないため，**積極的なアプローチが可能であるが，本人や家族が運動機能に問題を感じていないことが多いため，実施に際しては，運動療法の意義と効果について説明し，同意を得る必要がある**．

以下に認知症の軽度者に対するアプローチについて述べていく．

① 活動性を高める

この時期の運動障害は歩行パフォーマンスの低下であり，日常生活の中で活動量を高めるだけでも効果がある．個別アプローチと同時に介護者や家族に協力してもらうとよい（「XI 活動能力への支援とアプローチ」を参照）．

② 運動機能向上のアプローチ

バランストレーニングや筋力強化などの運動療法は，可能であれば（個別で実施するよりは），複数人のグループで楽しく実施するとよい．他者との交流が生まれ，精神安定につながり効果的である．個別，グループいずれでも，限られた時間内に行う必要があるため，以下のさまざまなアプローチを組み立てて，運動プログラムを作成して実施する．また，実施の際には，楽しい雰囲気を作り，優しく言葉をかけ，運動が快刺激になるよう工夫する．

認知症がごく軽度の場合はトレーニングの内容を書き，自宅などで掲示して実施してもらうこともできる．認知症の初期段階の運動の実施は，運動障害が目立たず，運動の効果も見えにくいため，本人や家族に運動の重要性を説明し理解してもらうとよい．認知症の人の**生活全体を活動的なものに転換し，認知症の進行を遅らせることが目的**である．

A 呼吸練習

深呼吸は上肢の動きを入れて，運動実施に備え胸郭拡大と狭小を意識させながら実施する．呼吸機能に問題を抱えている場合は，胸郭の可動域拡大や口すぼめ呼吸などの呼吸療法を導入するとよい．

B ストレッチング

場所（床，椅子，ベッド等）に合わせ，全身のストレッチングを実施する．可能な限り自動で実施するが，うまくできない場合や大関節（体幹）は他動で実施する．

C バランス練習

座位および立位バランス練習はあまり効果的ではないが，運動バランスの要素を認識してもらうために実施するとよい．

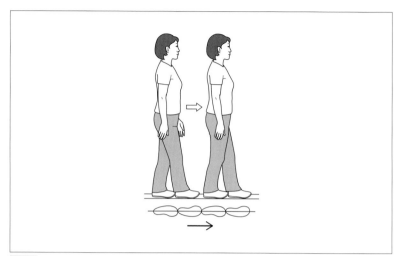

図3 タンデム歩行（継足歩行）

・座位バランス練習
　リーチ動作練習（お手玉や輪投げを利用するとよい）
　上肢を胸前で組み前後左右に重心移動（バランスパットの利用も可）
　など
・立位バランス練習
　リーチ動作練習（同上）
　平行棒内などで前後左右へのステップ練習（バランスパットの利用も可）
　片脚立ち練習（保持時間を決めて）など
・応用歩行練習
　タンデム歩行（継足歩行）（図3）
　横歩き，後ろ歩き，速歩
　2秒歩行（1ステップを2秒かけて歩く）など
　　＊転倒防止のため平行棒内で行うとよい．

D　筋力強化

機器使用（トレーニングマシン，セラバンド，グリップ，重錘など）
腹筋運動，スクワット，カフレイズ，その他
段差昇降，階段昇降など

E　有酸素運動

エルゴメーター，トレッドミルなど
長時間の歩行〜音楽に合わせ1曲が終わるまで歩く（その場で足踏みでもよい）

その他（「XI　活動能力への支援とアプローチ」を参照）

③ 軽度者に対する運動メニューの例

軽度認知障害の運動療法では，運動機能だけでなく，BPSDの状況，本人の意欲などを考慮したうえで，最も有効なメニューを作り実施する必要がある．同じ内容を毎回継続するか，内容を変化させるかは本人の状態をみながら臨機応変に判断する．また，本人の認知機能，残存能力，性格などを見極めて，**実施可能な自主トレーニングのメニューを作り**，図示して実施するよう促すとよい．

＜運動メニューの例＞

#運動に興味を持っているケース
・上肢を伴う深呼吸
・ストレッチング（体幹回旋，上肢，ハムストリングス）
・前後左右のステップ練習（各方向へ10回）
・スクワット，カフレイズ（各10回）
・横歩き，タンデム歩行（平行棒内で各5往復）
・階段昇降

#運動にあまり興味がないケース
・マット上で大関節のストレッチングを他動で実施（心地よくしてから運動へ誘導）
・10分程度の屋外散歩（お花の水やり等の目的を作る）
・階段昇降（1階上のフロアに物を取りに行くなどの目的を作る）

④ DT (dual task：二重課題) とは

認知症になると2つ以上のことを同時に行うことが難しくなる．例えば，歩行中に会話する際に立ち止まってしまうなどである．2つ以上のことを同時に実施する作業で代表的なのは，「料理」である（料理に使用する材料を揃え，調理の際は冷蔵庫へ向かって歩きながら次に準備する野菜のことを考え，大根を切りながら鍋の火加減も調整する）．

DTによる運動で特に有効なのは，**運動課題と認知課題を同時に実施する方法**である．具体的には，足踏みしながら指示された反対の手を挙げる，歩きながら引き算をするなどである．DTは認知症予防や転倒予防に非常に有効であることが知られているが，**軽度の認知症であっても，方法を簡単なものにかえてリハビリテーションの中で活用**するとよい．

2）中・重度者へのアプローチ

　認知症の運動機能へのアプローチでは,「言語的な指示が入らない.」「集中できない.」等の認知機能低下や「無為」「拒否」などのBPSDの問題,認知症が進行して出現するさまざまな神経症状,そのすべてが複雑に絡んで運動の実施を困難にする.よって,すぐさまかかわることができなくても,生活のさまざまな場面でかかわりを持ち,よく観察して,他職種の情報を十分に得て,冷静に分析したうえでアプローチにつなげる必要がある.たとえ,**かかわりが難しい患者でも,廃用を予防し身体・認知機能が悪化しないよう積極的にかかわる努力をし,離床を進め活動性を高めることが重要**である.

　注意障害や遂行機能障害に対する運動のリハビリテーションを実施する際の6つのコンセプトがある[3].認知症の症状はさまざまであるため,これらが正解とはいえない部分もあるが,参考までに以下に示す.

・適切なフィードバックを与える.
・適切な妨害を入れる(二重課題など).
・教示は単純かつ適切にする.
・報酬を用いる.
・広範囲にわたる問題に対応する.
・最も問題となる行動からトレーニングする.

① 中・重度者に対する運動アプローチのポイント

A　アプローチの前に

　認知症のリハビリテーションアプローチのためには,アプローチを提供する側が対象者の誰もが「孤独」や「疎外感」を感じていることを認識し,優しい表情や声かけ,スキンシップなどを駆使してうまくかかわっていく必要がある.**認知症の人を心から尊敬し,どのようなことがあっても肯定的にとらえ,すべてを受け止めるような気持ちでかかわることが重要である.認知機能が低下していても相手の心の中を感じ取る能力は保たれていることが多い.**

B　アプローチの始まりは

　認知症の人にリハビリテーションを拒否されることはまれではない.自分よりずっと若くて,笑顔の少ない,馴染みのない他人であれば,誰でも不信感を持つであろう.しかし,拒否されてすぐに断念すれば,それ以上のかかわりができないのは当然である.とにかく馴染みの関係を

築く必要がある．拒否された場合は，別の用件で連れ出し，楽しい雰囲気から介入する機会を作る，対象者が部屋を出たときなどを見計らい散歩に出かけるなど，さりげなくかかわるようにするとよい．**説得は逆効果になることが多い．アプローチは心地よいものから始め，かかわっている時間が「楽しい」「心地よい」と印象付けて介入できるよう工夫する．**

アプローチの際に信頼関係を築く場合のきっかけとなる話しかけの例を以下にあげる．
・好きな（嫌いな）季節（食べ物）はなんですか？
・どんなお仕事をしていましたか？
・子どもさんは何人ですか？
・今まで旅行したところで良かったところはどこですか？
・どんな料理が得意ですか？　など
　　＊あらかじめ情報を得てから質問し，返答がない場合は選択肢を出して答えやすくする．本人の反応をみながら適宜質問を変える．

C　アプローチの内容は

認知症のリハビリテーションは「簡単な課題で…．」とよくいわれる．認知症では，さまざまな記憶障害がADLを阻害するが，手続き記憶（自転車をこぐ，掃除する，洗濯物をたたむ，草取りなどの体で覚えている記憶）は，保たれることが多い（XIIIの表3を参照）．そのため，事前に**認知症の人がどのような能力が残存しているかを把握しておき，それらの動作を駆使して成功体験を与えるよう工夫し，そのなかで運動機能の向上を図る．**作業などが難しい場合は手を取って歩行するだけでもよく，階段を昇降するだけでもよい．

また，この時期は言語理解も低下し，言語指示に従って運動をすることが難しく，「模倣」や他動運動で実施することが多くなる．認知症が進行すると生活範囲が狭くなるだけでなく，体を動かす機会が少なくなり，精査すると，筋力低下だけでなく，（運動しないために起こる）関節可動域制限や疼痛がみられるようになる．そのために，関節可動域拡大や他動によるストレッチングを実施することは重要である．その場合，**ストレッチングによる心地よい感覚を残すよう配慮する．**

次第に歩行不能となり，筋緊張亢進などの神経症状が出現するようになると，関節拘縮を予防するための他動による関節可動域練習を実施する必要がある．そして，あらゆるADLが不可能になったら，**最後に残された食事摂取能力（嚥下・咀嚼機能とスプーンなどの把持）を維持するために，上肢機能運動**（他動的な関節可動域拡大，ストレッチング

XIV 運動機能へのアプローチ

ど)を積極的に実施する必要がある.

　なお，パーキンソン様の歩行障害がある場合は，通常のパーキンソン疾患の運動メニューを参考にできる．認知機能障害を伴うため，複雑な指示が理解できないこともあるが，そのようなときは，歩行器(キャスター付)などを使用し，重心を前方へ移動することで効率良くスムーズな歩行が可能になる.

② 中・重度者に対する運動メニュー

　中・重度者のリハビリテーションでは，目的とする部位に特定の方法で集中的に実施して成果を出すことが難しくなる．そのため，**運動機能を直接改善するのが難しい場合は，生活の中の活動量を増やす取り組みに方針を変更する**．この時期に最も大切なことは，運動機能障害を明確にし，ケアにかかわる家族や介護者と情報交換しながら，リハビリテーションとケアを一体的に実施し，活動量を総体的に高めるよう促すことである.

＜運動メニューの例＞

歩行可能で自発性低下があるケース

・上肢のストレッチング(肩関節，肘関節，手関節，手指など)
　模倣によるストレッチング(3～4種目10秒間2～3回と簡単な内容にする)．模倣が不可能であれば他動で実施(末梢から中枢側へ会話しながらリラックスを促す)
・散歩するなどと言って促し，10分程度の歩行練習をする．
・階段昇降

歩行可能で精神的に不安定で落ち着かないケース

・本人の望みを聞いて(手をとり)散歩へ誘導
・椅子に腰掛けでストレッチングを実施(他動により末梢から中枢側へ会話しながらリラックスを促す)．手指のストレッチングはリラックスを促す．
・椅子に腰掛けたまま下肢のストレッチング

歩行不可能で車椅子生活のケース

・車椅子を操作できるよう介助で練習する．
・平行棒内で車椅子上から立ち上がる練習，歩行練習(廃用症候群予防)
・キャスター付き歩行器を使用して介助による歩行練習(廃用症候群予防)
・上肢のストレッチング(経口摂取に必要な機能を維持するため)

ベッド臥床時間が長く起居動作も難しいケース
- ベッド上で関節可動域練習（拘縮予防），体幹のストレッチング
- 起き上がりの練習，立ち上がりの練習
- 車椅子乗車による座位保持（廃用症候群予防）
- 拘縮予防のストレッチング（拘縮予防のための体幹や近位関節のストレッチングはベッド上で実施し，経口摂取に必要な機能を維持するための上肢～手指関節は車椅子上で実施する）

③ 歩行の指導

歩行障害を持つ認知症の人は，認知機能低下がかなり進行していることが多く，言語指示は伝わりにくい．記銘力・記憶力だけでなく注意障害や保続や運動維持困難[4]もあり，guide, assist は非常に難しくなる．細かい指示も逆効果となるため，別の話題で緊張をなくし，課題を簡単にしてうまく誘導するという提供側の技量が問われる時期である．言葉で強く拒否していても立位になると歩きだすことさえある．

認知症が重度になると ADL のほとんどに介助を要し，誘導する方向と反対方向に抵抗が強くなる gegenhalten などが出現し，介護者の負担は著しく大きくなる．このような**前頭葉由来の筋緊張は運動の機会を増やし，活動性が高くなると減弱することが多い**．

認知機能が著しく低下していても，優しい言葉かけ，スキンシップ，馴染みの関係，相手を尊重した態度を身につけ，うまく歩行へ導き，活動性を高めれば不穏や精神不安定などの BPSD を軽減させるきっかけになる．運動障害が重度であるほど，リハビリテーションの時間帯だけの運動でも（進行を遅らせるうえで）効果的となる．**重度になればなるほどリハビリテーションの役割は大きくなる**．

④ 骨格筋収縮の重要性

運動機能障害が出現してくると，次に憂慮されるのが四肢拘縮，関節疼痛，褥瘡，心肺機能低下などの廃用症候群である．悪循環が始まり，肺炎なども頻発するようになるため，リハビリテーションは効果の見えない予防的な対応に追われるようになる．

残存する随意運動を活かし，骨格筋収縮を実施するが，その効果は単に関節拘縮の予防だけではない可能性がある．「ミオカイン」は筋収縮に伴い，骨格筋から放出される物質で，近年，ミオカインが抗炎症的に作用することが知られるようになった．身体活動量が多い場合に炎症マー

XIV 運動機能へのアプローチ

表1 gegenhalten（paratony）とは

患者の注意が他に向けられていると筋の抵抗はないが，"楽にして"などと指示されて，検査を意識すると受動運動に対し無意識に力が入る現象をいう．また四肢を急速に受動的に動かすと抵抗が増加し，ゆっくり動かすと抵抗は少ない．広範囲な脳障害，例えば認知症や意識障害の患者で認められる．～「Ⅲ　認知症の神経学的所見と運動障害」を参照～

（文献4）より引用）

カーが低くなる要因とも考えられている[5]．ただ，日常生活のどのような条件の運動で作用が期待されるかについては明らかにされていない．臥床状態にある人の効果の見えない予防的なリハビリテーションの新たな効果を検証する今後の研究に期待したい．

4 リハビリテーションを阻害する症状と転換期

　認知症高齢者のリハビリテーションを行ううえで最も多いのは，拒否や自発性低下（無為）などの陰性症状であり，続いて理解力低下などの認知機能の問題，次に幻覚や脱抑制などの陽性症状であるという報告がある[6]．なかでも「拒否」は介入できない事態となるため深刻である．このような場合の解決策は日常生活にあるため，観察や工夫を重ね，家族や介護者の情報を得て，根気強くかかわり続ける必要がある．

　運動機能障害が進行すると，前頭葉を主体とした大脳皮質の機能低下から起こる身体所見である筋緊張亢進状態や病的反射などが出現し，生活だけでなくリハビリテーションの実施を阻害することがある．なかでも，運動方向に対して，正反対の方向に抵抗する抵抗症（gegenhalten, paratony）や動作維持困難（motor impersistence）や保続（perseveration），そしてさまざまな病的反射（grasp reflex など）は，リハビリテーションの実施の際の大きな阻害因子となる（**表1**）．これらの抵抗は本人が意図して「拒否」しているわけではない．しかし，介護者や家族は「拒否されている．」と解釈し，身体的な負担と同時に精神的ストレスを抱えるようになる．これらの抵抗が中枢神経の症状であることを説明し，心の負担を軽くする必要がある[7]．

　抵抗症により他動的に運動することが難しい場合は，「興味あるものに手を伸ばす．」などの自発的な動作を引き出して，運動を始めるきっかけを作りスムーズな運動が可能になることがある．例えば，平行棒内

歩行の誘導に抵抗していても，平行棒の反対側に本人の上着を置いて，「あの，上着を取ってきましょう．」と言って本人が歩き始めるのを待つと筋緊張亢進することなく，自分から歩き出して行動することができる．歩行介助が大変なときは，歩行器などを利用して，重心を前に移動させ，とにかくダイナミックな運動を優先すると効果的である．前述したように，これらの症状はさまざまな運動刺激と活動により軽減することが多い．

　この時期は，認知機能を高めるアプローチの実施が難しくなるため，リハビリテーションとしてできることは限られてくる．また，**積極的なリハビリテーション介入が難しくなり，歩行不可能になると，ADLが急激に低下する時期でもあり，認知症の人にとっては重要な転換期（ターニングポイント）**である．この時期に著しく低下させることなく，生活の中で活動と運動を増やせるよう，介護者や家族，専門職のチームで取り組む必要がある．リハビリテーションの場面では，難しい対応を迫られることが多くなる．このようなときは，セラピストの知識・技術だけでなく，豊富な経験が大きく影響するため，経験を積み日々学ぶことを忘れてはならない．

5　転倒への配慮

1）認知症高齢者の転倒

- 立ち上がる能力がないのに不意に立ち上がろうとする．
- 痛みがあるのに歩き出して立ち往生する．
- 歩行不安定なのに階段を降りようとする．

　認知症の人の生活では，このような危険な場面がよく見受けられる…．この時期にリハビリテーションを行うと「リハビリテーションの実施が転倒を誘導する．」ととらえる家族もあり，非常に難しい時期である．しかし，認知症や障害の有無にかかわらず，誰にでも転倒する可能性はある．**転倒を防止することに終始することは活動量を低下させることにつながり，本人にとって決して最善ではなく，さまざまな検討の末にどのような対策を選択したかが重要となる．**認知症の転倒事故防止は，本人が適切な判断，自己表現ができないため，その対策は，本人，介護者，環境・物品，生活スケジュールなどを多角的に捉えて対策を練り，認知

XIV 運動機能へのアプローチ

表2 認知症高齢者の転倒の危険性を予測する（家族・介護者用）

年齢（歳）		>90	>80	>70	>60	>50	
視力低下	重度						問題なし
聴力低下	重度						問題なし
筋力低下／関節拘縮	重度						問題なし
感覚障害／関節痛	重度						問題なし
麻痺等の運動障害	重度						問題なし
歩行バランスの低下	重度						問題なし
認知機能障害	重度						問題なし
BPSD	重度						問題なし
精神状態（不安定さ）	重度						問題なし
生活環境の問題	大きい						問題なし
介護側の問題	大きい						問題なし
著しい環境変化（直近1ヵ月）		あり			なし		
薬剤の影響（眠剤等）		あり			なし		
歩行補助具の使用		あり			なし		
過去の転倒体験		3回以上		2回	1回	0回	

介護者等が該当する部分に○をつける（濃い部分に○が多ければ注意が必要である）．

症が重度であるほど個別の運動療法などで根気強くかかわっていくことが必要となる．家族や介護者が転倒する危険性を予測するために**表2**のようなチェック表を活用するとよい．

2）転倒対策の基本

　認知症が軽度なうちは，運動機能低下に気づいていないため，自立した生活のために転倒を防ぐ必要があることを伝え，転倒予防の重要性を認識してもらう．それが難しい場合は，難しい理屈や動作を教えるより，わかりやすい指示で，例えば「**背中を伸ばして良い姿勢で立ちましょう．**」「**歩くときは踵から床に着いてください．**」「**足を振り出すときはつま先**

表3 介護老人保健施設で発生する事故

介護老人保健施設1,269施設の骨折事故報告339票より（平成15年2月）

＜骨折事例について＞
・骨折事例の6割を85歳以上の高齢者が占めていた．
・要介護1と要介護3で56％を占めていた．
・発生場所は居室が最も多く，47％を占めていた．
・障害老人の日常生活自立度別では，A-2が最も多く35％を占めていた．
・認知症高齢者の日常生活自立度別では，Ⅲaが最も多く29％を占めていた．
・クロス集計ではA-2，Ⅲaが最も多く，次いでA2，Ⅱbが多かった．

（文献8）より引用）

で床を蹴りましょう．」などの簡単な指示を繰り返して覚えてもらい，一緒に歩いて模倣してもらうとよい．

　転倒対策では，介護にかかわる者が認知症高齢者一人ひとりのさまざまな機能や能力をしっかりと把握することが重要である．なぜ，歩行が不安定なのかを理解していれば，危険防止の適切な判断と対応ができ，能力を見極めて最小限の介助量で介護すれば機能の低下を防ぐことができる．運動機能の把握といっても，一人一人の起居移動動作能力を把握しておく程度のことでも十分である．**寝返り，起き上がり，座位保持，立ち上がり，立位保持，歩行，移乗，いざり動作などの能力があるか否かの把握**である．リハビリテーションの専門職は，その情報を機会あるごとに関係者に周知し，多職種と連携し，その動作能力に応じたケアと事故対策に積極的にかかわる必要がある．

　介護老人保健施設の事故調査[8]によれば，施設入所者の事故発生件数は**一施設あたり月8.33件**であり，そのうち約7割が転倒・転落事故であった．転倒による骨折の内訳は，大腿骨頸部骨折は57％を占め，次いで上腕骨骨折4.8％，大腿骨骨幹部骨折3.4％，と続いている（**表3**）．歩行可能者が少ないからか，一般高齢者に多い脊椎圧迫骨折の発生数は少ない．また，橈骨遠位端骨折よりも上腕骨骨折が多いのは保護伸展反射の減弱によるものかもしれない．

　施設高齢者308人を対象とした研究では，**MMSE19点を基準にして群別に包括的転倒予防アプローチを行った結果，19点未満の認知症高齢者では転倒予防効果がなかったという報告もある**[9]．認知症が進行してからの転倒防止がいかに難しいかがわかる．だからといって，リハビリテーションを提供したから動きが活発になり転倒が増えるのではないか，という考え方は不適切である．例えば，**要介護高齢者の活動を制限**

し一時的な転倒が減ったとしても，活動を制限することで転倒以外の廃用症候群等の問題で全身状態が悪化するのは明らかである．リハビリテーションを控えるのではなく，リハビリテーションで解決するという姿勢が重要になる．

転倒事故を減らすためには，行動を抑えるなどのその場の対策に終わってはならず，転倒事故を起こさずに，いかに活動させ，いかに能力を高め，いかに精神を安定させることができるかが重要である．その対応と環境づくりの検討を何度も繰り返し，柔軟かつ最良のケアを提供し，根本的な解決策を見いだす必要がある．

3）歩行か車椅子か

認知症のある人の転倒対策で最も頭を悩ませるのが車椅子へ移行する時期である．認知症の症状は多様であるためにここで明示することはできないが，重度認知症の人を拘束することなくリハビリテーションやケアを提供する場合のツールを**図4**に示す．これらの対策は，実際にはなかなか順調にはいかず，方向性が見えるまでは，試行錯誤を重ねる必要がある．認知症状を加味したうえで転倒や廃用などのリスクを見据えた運動機能向上のリハビリテーションプログラムを立案する場合，以下のようなざっくりとした分類から導き出すとよい．

1. 歩行可能なケースへの体力・筋力を高めるリハビリテーション
2. 車椅子で自由に移動できるケースの活動量向上と移動・移乗時の安全を確保するリハビリテーション
3. 車椅子で自由に活動できないケースの精神面を考慮したリハビリテーション
4. きわめて活動性が低いケースの廃用症候群を防ぐためのリハビリテーション

4）転倒と重度者の「生活の質」

要介護者に限らず誰にでも事故に遭遇する可能性はある．人が「自由な行動」を望む限り，おそらく生活場面での事故は，減らすことはできてもゼロにはならないであろう[10,11]．たとえ認知症があっても自由に行動したいという気持ちは同じであり，それを拘束するのは論外である．しかし，実際には抑えつけなければ本人や周囲の人に危害が加わる場面

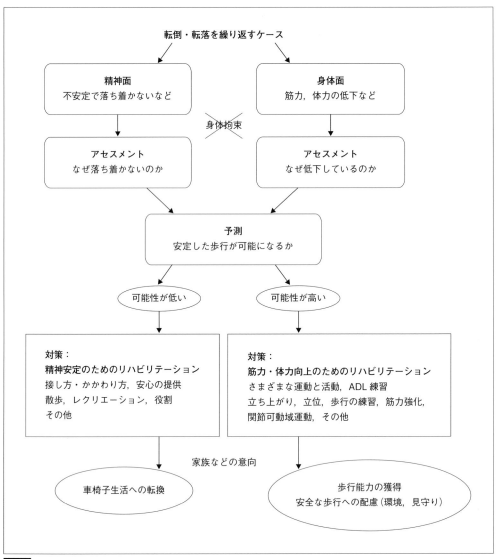

図4 重度認知症における転倒のリハビリテーション的対策
重度の認知症があり，歩行が不安定であるが，すぐに歩き出して転倒を繰り返しているケースのリハビリテーション的対策の手順．

があることも事実である．ケアを提供する側の「力量」も関係し答えは見つからないが，各々の施設やケースでそのようなときにどうするかの議論を交わしておくことが重要である．

認知症にかかわる専門職は，時にclinical inertiaに陥る可能性があり（多職種とかかわらなければならない，効果が明らかでない，時間がかかるなど），認知症が進行して臥床状態になると，積極的なリハビリテーションが行われなくなることが多い．しかし，**随意運動ができなく**

なり，関節を動かさずに長時間いることはどれだけつらいことか．健康な人であれば数分も持たないであろう．進行すればするほど目的を見いだすことが難しい認知症のリハビリテーションであるが，重度であればあるほど「緩和」を目的とした関節可動域拡大や疼痛緩和や呼吸リハビリテーションなどが必要で，これらは動くことができない人の「生活の質：QOL」を保障する重要な検討事項となるであろう．

付記 BPSDへの対応について

　本書では，BPSDに関してその成り立ちと基本的な対応について網羅したため，行動別の具体的な対応については述べていない．あらゆる場面で問題となるBPSDの解決策に一つの答えを出せないのも事実である．竹内[1]は，認知症のBPSDを葛藤型，遊離型，回帰型の3類型に分けて対応を述べており，整理しやすい解釈なので，私見を加えて**図1**に述べてみる．

　人は人と交流するから生きていく．高齢者になるとさまざまなものを失い，その内面は「孤独」である．認知症の人は記憶さえ失って，社会から自分で身を引いていく．そのように感じることがある．リハビリテーションは社会生活から遠ざかった人を少しでも引き戻してあげることかもしれない．

　BPSDがあろうとなかろうと，認知症のリハビリテーションに携わる者は，認知症の人を心から慕い，尊敬し，優しくつつむように接し，「気づいて下さい，私たちはここにいます．」という気持ちで向かいあう必要がある．

付記 BPSDへの対応について

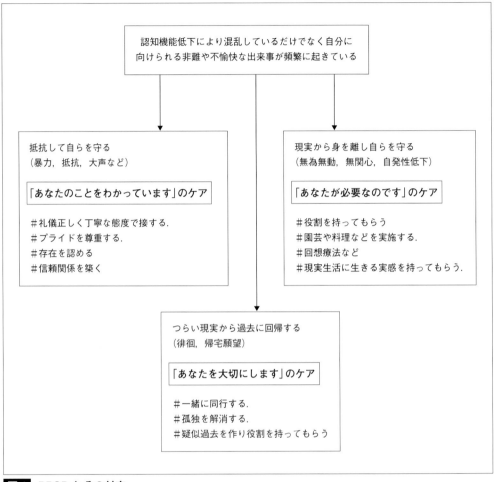

図1 BPSDとその対応

認知症リハビリテーション評価票

患者氏名		生年月日		男　女	評価実施日		利き手　右　左
担当者	PT　OT　ST　看護　介護				主治医		

診断名 障害名		発症年月日	
		発症年月日	

合併疾患	

生活歴 リハビリ歴	＊IADL・ADLに介助が必要になった時期や経緯、（歩行　立位　座位）ができなくなった時期や経緯、病前の生活、リハビリテーション歴などについて記載する。

要介護度等	要支援1　要支援2　要介護1　要介護2　要介護3　要介護4　要介護5	認定年：H　　年	担当ケアマネ	
	在宅主治医　　　　　　　　　　　　月・週　　回（通院・往診）	介護サービス利用		

	問題点	支援
健康状態		
環境		
接し方 かかわり方		
	本人・家族の希望	

		支援・アプローチ
活動状況	総臥位時間（　　　／24H）	
ADL/IADL		

	問題点	アプローチ
認知機能	MMSE（　　点）	
運動機能		
BPSD		
方向性	未定　　自宅　　医療機関　　老健　　特養　　その他（　　　　　　　　　）	

短期目標		長期目標	
リハビリテーションの方針		計画・プログラム	

認知症リハビリテーション評価票（練習用）

患者氏名		生年月日		男　女	評価実施日		利き手　右　左
担当者	PT　OT　ST　看護　介護				主治医		

診断名 障害名		発症年月日	
		発症年月日	

合併疾患	

生活歴 リハビリ歴	*IADL・ADLに介助が必要になった時期や経緯、（歩行　立位　座位）ができなくなった時期や経緯、病前の生活、リハビリテーション歴などについて記載する。

要介護度等	要支援1　要支援2　要介護1　要介護2　要介護3　要介護4　要介護5	認定年：H　　年	担当ケアマネ	
	在宅かかりつけ医	月・週　　回（通院・往診）	介護サービス利用	

健康	かかりつけ医	在宅	入院時	受診　週　回（ 通院　往診 ）	A
	服薬状況			飲み忘れ　有　無	
	禁忌				
	視聴覚		睡眠障害		
	身長　　cm 体重　　g	嚥下障害　有　無	栄養・水分摂取	十分　不十分　不明　好物（　　　）	
	入浴頻度　週　回	入浴：　なし　自宅　通所　訪問入浴　他（　　　）			
	問題点				

環境	住宅改修：	福祉用具等：	B
	環境の工夫：	表示の工夫　有　無　内容：	
	*環境の問題		

接し方 かかわり方	家族数	主介護者	実子：　　名	C
	趣味・特技	学歴	職歴(地位)	
	性格	罹患後の変化	役割	
	本人の心情：			
	家族の心情：			
	家族等の認知症への認識：1．十分に理解し問題はない　2．ある程度理解しているが支援が必要　3．理解が不足しており重点的な支援が必要			
	問題点			

活動状況	*1日のスケジュール（起床から就寝までの活動）を具体的に記載する。（例：起床、朝食、昼食、テレビ、散歩、夕食、買い物、就寝など・・・）	D
	6:00　8:00　10:00　12:00　14:00　16:00　18:00　20:00　22:00	
	備考：　　　　　　　　　　　　　　　　　*総臥位時間：　（　　　/24H）	
	活動範囲　ベッド　自宅内　自宅屋外　近隣　町内　町外　歩行　車椅子　自立　要介助　週　回程度	
	他者との交流　家族のみ　家族と親族　友人・知人　ボランティア　介護サービス　他（　　　）週　回程度	
	問題点	

ADL/IADL	IADL（　　点）　電話（0　1）　買物（0　1）　炊事（0　1）　家事（0　1）　洗濯（0　1）　移動（0　1）　服薬（0　1）　金銭（0　1）				E
	ADL　FIM（　　　点）	介助項目：食事　排泄　入浴　更衣　整容　備考			
	現在の介助方法：				
	問題点　　＊運動機能・認知機能の影響				
認知機能	記憶障害	MMSE　　点	主たる記憶障害　：　陳述（エピソード記憶　意味記憶）　非陳述（手続き記憶　プライミング）		F
		即時記憶　　近時記憶　　遠隔記憶	見当識障害　　時間　　場所		
		備考			
	言語障害		失行・失認		
	遂行機能障害		注意機能障害	なし　持続　選択　分配	
	問題点　　＊ADLにどのように影響しているか				
運動機能	病的反射		10m歩行速度	TUG	G
	麻痺・感覚障害等		バランス		
	MMT（上肢）	MMT（下肢）	握力　　右　　　左		
	ROM（上肢）	ROM（下肢）			
	寝返り　　起き上がり　　座位　　立ち上がり　　立位		車椅子操作　　　移乗		
	問題点　　＊ADLにどのように影響しているか				
BPSD	NPI得点　　　点	心理症状：　　妄想　　　幻覚　　　誤認　　その他（　　　　　　　）			
	行動症状：　不安・焦燥　　不穏・興奮　　脱抑制　　拒絶　　その他（　　　　　　　　　　）				
方向性	未定　　　自宅　　　医療機関　　　介護施設　　　その他（　　　　　　　　　　　　）				

リハビリテーション計画		
短期目標		長期目標
	リハビリテーションの方針	計画・プログラム
A　健康への支援		
B　環境等への支援		
C　接し方・かかわり方への支援		
D　活動への支援・アプローチ		
E　IADL/ADLへの支援・アプローチ		
F　認知機能へのアプローチ		
G　運動機能へのアプローチ		

さいごに

　老健で副施設長をしていた頃の出来事である．キミさんは東京で一人暮らしをしていたが，認知症が発症して生活できなくなり，遠縁が引き取る形で施設に入所してきた．全く話をせず，誰とも目を合わせず，両手を腰の後ろにつないで廊下を1日中歩き回り，ドアがあれば出ようと試みた．「出て行ったら絶対に迷子になる！」誰もが警戒していた．11月の寒い雨の朝，朝の申し送りが終ってキミさんが居ないことに気付く．雨はまるで雪のように冷たい．警察の協力を得て，結局は全職員が出勤し，ずぶ濡れで町内を捜し回った．朝9時半に不在が発覚し，夕方5時になっても見つからない．「公開捜査しかない．」と理事長が決断し，施設の車で警察署の門を潜った時に携帯電話が鳴った．「見つかりました！無事でした!!」電話の後ろで歓声があがっていてよく聞こえない……．結局キミさんは施設のすぐ前の留守宅の裏口から侵入し，電気炬燵とテレビをつけて1日中過ごしていた．溜まっていた洗濯物を洗って干し，小腹が減って菓子パンを食べた．汚れた部屋を掃除した．宅人が帰ると，誰も居ないはずの我が家に電気がついている．ドアを開けると「お帰りなさい！」と見知らぬおばあさんが笑顔で待っていたという……．宅人は自分の家に見知らぬ老人が1日中過ごしていたわけだから，それはそれは憤慨していた．そして，職員の3分の1は風邪をひいて高熱を出した．キミさんは誰に「お帰りなさい．」を言ったのだろうか．
　認知症の根底には孤独がある．若い頃は本当の意味でそれを理解できなかったが，年を重ねるごとに認知症と孤独の関係性が実感できるようになった．孤独の度合いを測ったら，若い頃は「2」で，今は「6」であろうか．果たして80歳の時はどの程度になっているであろうか．認知症の人を十分に理解できているとは言い難い．よって，認知症のリハビリテーションを述べてきたが，しっかりと論じることができない非力さも痛感している．認知症リハビリテーションに取り組む者は，その難しさにもがくことが多いであろうが，その人の状態を十分に捉え切れなくても理解しようとすることはできる．答えが見つからなくても試すことはできる．拒絶されても優しくすることはできる．繰り返し，繰り返しである．

文　献

I　まず押さえるべき認知症の標準的解釈

1 ）中島健二ほか編集：認知症ハンドブック．医学書院，2013
2 ）和田健二ほか：認知症の定義，病態，分類と疫学．Medicina 44：1042-1043, 2007
3 ）小阪憲司：認知症の診断と治療．PT ジャーナル 45：823-829, 2001
4 ）厚生労働省ホームページ：http://www.mhlw.go.jp/kokoro/speciality/detail_recog.html
5 ）高橋三郎ほか監訳：DSM-5　精神疾患の診断・統計マニュアル．医学書院，2014
6 ）Practice guideline for the treatment of patients with Alzheimer's disease and other dementias of late life. American Psychiatric Association Am J Psychiatry 154（5Suppl）：1-39, 1907
7 ）岩田　淳：認知症の捉え方．理学療法ジャーナル 49-1：63-69, 2015
8 ）Petersen RC, et al：Mild cognitive impairment：clinical characterization and outcome. Arch Neurol 56：303-308, 1999
9 ）日本神経学会監修：認知症疾患治療ガイドライン 2010．医学書院，2010
10）鈴木隆雄監修（島田裕之編集）：基礎からわかる軽度認知障害—効果的な認知症予防を目指して—．2015
11）和田健二ほか：認知症の概念・定義．認知症テキストブック〔日本認知症学会編〕，中外医学社，2008
12）鷲見幸彦：認知症の診断と薬物療法．臨床リハ 18：204, 2009

II　認知症の症候をどう捉えるか

1 ）森　悦朗：認知症の症候学総論．老年精神医学雑誌 21（増刊-I）：74-78, 2010
2 ）山口晴保：認知症の正しい理解と包括的医療・ケアのポイント．第 2 版，協同医書出版社，2010
3 ）古田伸夫：認知症の臨床的症候．PT ジャーナル 49：159-164, 2015
4 ）中島健二ほか編集：認知症ハンドブック．医学書院，2013
5 ）朝田　隆：認知症の生活機能障害とは．Cognition Dementia 10：299-304, 2011
6 ）高橋　智：認知症の BPSD．日本老年学会雑誌 48：195-204, 2011
7 ）高岡　徹ほか：Trail Making Test．臨床リハ 18：246-250, 2009
8 ）小川敬之ほか：認知症の作業療法—エビデンスとナラティブの接点に向けて．医歯薬出版，116, 2013
9 ）小澤　勲：認知症とは何か．岩波新書，岩波書店，149, 2016
10）小澤　勲：痴呆を生きるということ．岩波新書，岩波書店，2016

III　認知症の神経学的所見と運動障害

1 ）田崎義昭ほか：ベッドサイドの神経の診かた（改定 16 版）．南山堂，138, 2007
2 ）Hobbelen JS, et al：Passive movement therapy in patients with moderate to severe paratonia；study protocol of a andomised clinical trial（ISRCTN 43069940）. BMC Geriatr 7：30, 2007
3 ）Hobbelen JS, et al：Diagnosing paratonia in the demented elderly：reliability and validity of the Paratonia Assessment Instrument（PAI）. Int Psychogeriatr 20（4）：840-852, 2008
4 ）金谷さとみ：gegenhalten（＝paratony）とは〜認知症患者の不可思議な抵抗〜．PT ジャーナル 49（12）：1115, 2015
5 ）鈴木隆雄監修：基礎からわかる軽度認知障害（MCI）効果的な認知症予防を目指して．医学書院，137, 2015
6 ）牧田光代ほか（編集）：標準理学療法学　専門分野　地域理学療法学第 3 版．医学書院，2012
7 ）一般社団法人日本老年学会：フレイルに関する日本老年学会からのステートメント．www.jph-geriat-soc.or.jp/info/topics/pdf/20140513_01_01.pdf
8 ）Fried LP, et al：Frailty in older adults：evidence for a phenotype. J Gerontol Med

Sci 56A：M146-156，2001

Ⅳ　認知症患者の全体像を捉える－評価に必要な情報収集－
1）中島健二ほか編集：認知症ハンドブック．医学書院，2013
2）田崎義昭ほか：ベッドサイドの神経の診かた．16版，南山堂，1，2004
3）松田　実ほか：人との関係性からみた認知症症候学．老年精医誌20（増刊Ⅰ）：104-112，2009
4）金谷さとみ：特集－老人・介護老人保健施設における理学療法の展開と今後の展望，介護老人保健施設において理学療法士が果たすべきこれからの役割．理学療法　22：11，1461-1466，2005

Ⅴ　認知症評価をどう進めるか
1）山口晴保編著：認知症の正しい理解と包括的医療・ケアのポイント．協同医書出版社，2013
2）金谷さとみ：施設の高齢者理学療法〜複雑な状態と多様なニーズに応えるために．理学療法学 32（4）：2004
3）中島健二ほか編集：認知症ハンドブック，医学書院，2013
4）日本神経学会，「認知症疾患治療ガイドライン」作成合同委員会：認知症疾患治療ガイドライン2010．医学書院，2014
5）日本認知症学会：認知症テキストブック．中外医学社，2014
6）杉下守弘：認知機能評価バッテリー．日本老年医学会雑誌 48：431-438，2011
7）鈴木隆雄監修，島田裕之編集：基礎からわかる軽度認知障害（MCI）－効果的な認知症予防を目指して－．医学書院，2015

Ⅵ　評価を介入にどうつなげるか
1）日本認知症学会：認知症テキストブック．中外医学社，2014
2）山口晴保：認知症の正しい理解と包括的医療・ケアのポイント．第2版，63，協同医書出版社，2010
3）https://www.jpn-geriat-soc.or.jp/tool/tool_02.html#cap_04_01；日本老年医学会ホームページ
4）中島健二ほか編集：認知症ハンドブック．医学書院，2013
　　P137（CDR）　P117〜118
5）小川敬之：認知症に対する作業療法の視点（認知症の最新知識と作業療法）．OTジャーナル 46：1657-1661，2012
6）日本神経学会監修：認知症疾患治療ガイドライン2010．医学書院，2010
7）Carol Bowlby Sifton：Living at Home with Alzheimer's Disease and Related Dementias：a Manual of Resources, References and Information. Published by Canadian Association of Occupational Therapists in partnership with Alzheimer Society of Canada, 1998
8）木原武士：治療・効果判定・リハビリテーション．認知症ハンドブック，538，医学書院，2013
9）金谷さとみ：維持期理学療法モデル，（特集）病期別理学療法モデル．理学療法ジャーナル 44（3）：205-212，2010

Ⅶ　認知症患者の健康管理と支援
1）櫻井　孝：認知症の身体疾患の管理．Geriatric Medicine 54（5），2016
2）Kamiya M, et al：Factors associated with increased caregivers' burden in several cognitive stages of Alzheimer's disease. Geriatr Gerontol Int 14（Suppl 2）：45-55, 2014
3）日本神経学会，「認知症疾患治療ガイドライン」作成合同委員会：認知症疾患治療ガイドライン2010．医学書院，2014
4）浅井乾一：浮腫．日老医会誌 27（2）：123-128，1990
5）Katz S, et al：Studies of illness in the aged. The index of ADL；A standardized measure of biological and psychosocial function. JAMA 185：914-919, 1963

6) 日本理学療法士協会：理学療法士による介護予防支援体制強化事業研究―高齢者の活動的な地域生活の営みを支援するアセスメントセット「Elderly Status Assessment Set (E-SAS)」の開発．2007

Ⅷ 認知症患者の生活環境と支援
1) 小澤　勲：痴呆を生きるということ．岩波新書，岩波書店，2016
2) 中島健二ほか編集：認知症ハンドブック．医学書院，292，2013

Ⅸ 患者本人に対するセラピストの接し方
1) エリクソン（村瀬孝雄ほか訳）：ライフサイクル，その完結．みすず書房，東京，1999
2) 進藤貴子：高齢者福祉と高齢者心理学．川崎医療福祉学会誌 20：29-44．2010
3) 水野　裕：実践パーソン・センタード・ケア　認知症をもつ人たちの支援のために．ワールドプランニング，2008，
4) 下村辰夫：認知症の記憶・言語障害へのケア．臨床リハ 18(3)：222，2009
5) 三村　將ほか：認知症のコミュニケーション障害，その評価と支援．医歯薬出版，71-80，2015
6) 東登志夫ほか：老人保健施設入所者の主観的QOLと対人関係-老人デイケア利用者と比較して-．長崎大学医療技術短期大学部紀要，1999

Ⅹ 家族・介護者に対するセラピストのかかわり方
1) 上田　敏：目でみるリハビリテーション医学　第2版．東京大学出版会，111，1983
2) 上田　敏：リハビリテーションを考える―障害者の全人間的復権．青木書店，327，1994
3) 下村辰夫：認知症の記憶・言語障害へのケア．臨床リハ 18(3)：222，2009

Ⅺ 活動能力への支援とアプローチ
1) 古谷野亘ほか：地域老人における日常生活動作能力―その変化と死亡率への影響―．日本公衛誌 31：637-641，1984
2) Baker PS, et al：Measuring life-space mobility in community-dwelling older adults. J Am Geriatr Soc 51(11)：1610-1614, 2003
3) Xue QL, et al：Life-space constriction, development of frailty, and the competing risk of mortality；the Women's Health and Aging Study I. Am J Epidemiol 167 (2)：240-248, 2008
4) Fried LP, et al：Untangling the concepts of disability, frailty, and comorbidity：implications for improved targeting and care. J Gerontol A Biol Sci Med Sci 59 (3)：255-263, 2004
5) Fried Lp et al：Untangling the concepts of disability, frailty, and comorbidity：implications for improved targeting and care. J Gerontol A Biol Sci Med Sci 59：255-263, 2004
6) 一般社団法人日本老年学会：フレイルに関する日本老年学会からのステートメント．www.jph-geriat-soc.or.jp/info/topics/pdf/20140513_01_01.pdf；（2015年9月15日閲覧）
7) 鈴木隆雄監修（島田裕之編集）：基礎からわかる軽度認知障害―効果的な認知症予防を目指して―．323-327，2015
8) 金谷さとみ：特集「運動器の10年」世界運動―屋内生活環境と理学療法戦略．理学療法 21(9)：1166-1169，2004
9) 金谷さとみ：維持期理学療法モデル，（特集）病期別理学療法モデル．理学療法ジャーナル 44-3：205-212，2010

Ⅻ IADL・ADL能力への支援とアプローチ
1) Lawton MP：Assessing the competence of older people. In：Kent DP, et al (eds), Research planning and action for the Elderly：The power and potential of social science. Human Science Press, New York, 122-143, 1972
2) 柴田　博ほか：ADL研究の最近の動向．社会老年学 21：71，1985

3) 新開省二ほか：地域高齢者における「準ねたきり」の発生率，予後および危険因子．日本公衆衛生雑誌 48：741-752，2001
4) Reed BR, et al：Mental status as a predictor of daily function ill progressive dementia．The Gerontologist 29 (6)：804-807，1989
5) 横井輝夫ほか：痴呆性高齢者の認知機能障害と ADL 障害との関連．理学療法科学 18 (4)：225-228，2003
6) 日本理学療法士協会：高齢者の「起き上がり」「立ち上がり」能力と自己効力を高めるケアに関する調査研究事業報告書．2005
7) 金谷さとみ：特集　生活機能向上のための理学療法，地域における生活機能向上のための理学療法．理学療法ジャーナル 38-7，2004
8) 金谷さとみ：特集・介護保険における日常生活動作と評価．理学療法科学 22 (1)：27-32，2007
9) 金谷さとみ：特集「運動器の 10 年」世界運動―屋内生活環境と理学療法戦略．理学療法 21 (9)，2004

XIII　認知機能へのアプローチ

1) 金谷さとみ：臨床実習サブノート，理学療法をもっと深めよう 12 －認知症患者の生活を理解する．理学療法ジャーナル 48 (3)：259-266，2014
2) 山口晴保：認知症の正しい理解と包括的医療・ケアのポイント．第 2 版，63，協同医書出版社，2010
3) 公益財団法人長寿科学振興財団：健康長寿ネット，平成 29 年 2 月閲覧，https://www.tyojyu.or.jp/net/byouki/ninchishou/hi-yakubutsu.html
4) 山口　潔：認知症の心理療法－非薬物療法としてのケア．臨床リハ 18 (3)：212-219，2009
5) 日本作業療法士協会ホームページ：2017 年 2 月 10 日閲覧　http://www.jaot.or.jp/wp-content/uploads/2014/05/seikatsukoui-2kyoumikanshin-checksheet.pdf
6) 松田　修：認知リハビリテーション．総合リハ 34 (3)：231-237，2006．
7) Carol Bowlby Sifton: Living at Home with Alzheimer's Disease and Related Dementias: a Manual of Resources, References and Information, Published by Canadian Association of Occupational Therapists in partnership with Alzheimer Society of Canada, 1998

XIV　運動機能へのアプローチ

1) 中島健二ほか編集：認知症ハンドブック．医学書院，187，2013
2) 鈴木隆雄監修（島田裕之編集）：基礎からわかる軽度認知障害―効果的な認知症予防を目指して―．2015
3) 山田　実：注意・遂行機能障害，標準理学療法学－神経理学療法学．医学書院，155，2013
4) 田崎義昭ほか：ベッドサイドの神経の診かた（改定 16 版）．南山堂，138，2007
5) 永富良一：特集，ミオカインと骨格筋のバイオロジー．日呼吸誌 4 (1)：2015
6) 奈良　勲ほか：心理精神領域の理学療法―はじめの一歩―．医歯薬出版，102-104，2013
7) 金谷さとみ：gegenhalten（＝paratony）とは～認知症患者の不可思議な抵抗～．PT ジャーナル 49 (12)：1115，2015
8) 介護保険制度と介護老人保健施設のありかたに関する検討会報告書 III～介護老人保健施設の安全推進に関する啓発事業 2003，全国老人保健施設協会，2003
9) 日本神経学会監修：認知症疾患治療ガイドライン 2010，143，医学書院，2010
10) 牧田光代ほか（編集）：標準理学療法学　専門分野　地域理学療法学第 3 版．医学書院 2012
11) 金谷さとみ：老健施設におけるリスクマネジメント．介護老人保健施設職員ハンドブック 2004 年度．厚生科学研究所．2004

付記　BPSD への対応

1) 竹内孝士：介護基礎学．医歯薬出版，1998

和文索引

あ
相槌　81
悪循環　73, 100
悪性の社会心理　80
握力　48
アスピリン系薬剤　10
アパシー　20, 23, 26, 27
アプリケーション　54
アプローチ　43
誤りなし学習　108
アルツハイマー型認知症　2
アルツハイマー病　12, 32
安心・生の充実　59

い
意識　18
易刺激性　24, 55
意思表示　65
異常行動　55
異食　27, 112
依存欲求　79
一次領野　19
移動　70
移動・外出　56
易怒性　27
意味記憶　15, 18
意味性失語　13
意味性認知症　13, 48
因果関係　47
陰性症状　137
インセンティブ　92

う
後ろ歩き　131
うつ　55
うつ病　4, 9
うなじ頭反射　29
うなじ反射　49
運動維持困難　136
運動介入　12
運動課題　132

運動
運動機能　44, 48
運動効果　10
運動障害　73
運動療法　116

え
英知　78
栄養状態　45, 67
栄養摂取量　38
エピソード記憶　15, 18
遠隔会話　121
遠隔記憶　17
園芸療法　117
嚥下機能低下　102
嚥下障害　33, 70
嚥下・咀嚼機能　134
炎症マーカー　136
円背姿勢　129

お
応用歩行練習　131
オムツはずし　27
音楽とリズムの理解　64
音楽療法　117, 124
温熱効果　109

か
絵画療法　125
回帰型　144
介護指導　39
介護抵抗　27, 85
介護認定審査会　54
介護負担　32, 38, 91, 100
介護への抵抗　24
介護老人保健施設　85, 140
快刺激　110, 115, 130
介助負担　29, 31
改善可能性　37
改善可能性の予測　5
回想法　116, 117, 124
階層モデル　103
咳嗽力　113

階段昇降　131
改定版長谷川式簡易知能評価
　スケール　55
外的代償法　118, 121
概日リズム　56
海馬歯状回　96, 127
買い物　56
会話量　129
カウンセリングマインド　81
過干渉　27
学習と記憶　5
学習メニュー　120
学習療法　117
角膜下顎反射　31
学歴　100
家事　56
臥床状態　101
過食　27
仮性球麻痺　33
画像診断　8
家族会　89
家族構成　45
家族指導　39, 90
肩呼吸　129
価値観　88
楽器演奏　124
活動　44
活動意欲　96
葛藤型　144
活動状況　46, 96
活動性　99
活動性向上　107
活動性亢進　24
活動量　46, 62, 63, 69, 96, 135
かなひろいテスト　21, 47, 55
カフレイズ　131
カレンダー　74, 121
感覚的な関心事　64
環境　43, 45, 72
環境整備　75

喚語困難　19, 48
観察式　52, 53
感情　10, 58
感情失禁　33
感情障害　26, 56
感情表現　65
関心　65
関節運動　101, 113
関節可動域拡大　134, 143
関節拘縮　32, 64, 102
関節痛　70
観念運動失行　19, 48
観念失行　19, 48
鑑別診断　52
慣例の行動　75
緩和　143

既往歴　42
記憶障害　14, 15
記憶把持時間　48
危険防止　140
偽性認知症　53
帰宅要求　27
機能性排尿障害　68
機能的健康度　103
基本的ADL　56
基本動作能力　99, 105
記銘　15
偽薬　67
逆向性健忘　18
ギャップ　27
吸引反射　31
教育歴　53
共感　40
共感的理解　81
行事　116
叫声　27
強制把握　29, 85
強制模索　29
興味・関心チェックリスト　118
虚弱　34, 94
拒食　27
拒絶　24, 64
拒否　64, 70, 85, 137

筋萎縮　96
筋緊張亢進　34, 49, 70, 134
近時記憶　17
金銭管理　56
緊張性足底反射　31
筋力強化　131

空腹　70
口すぼめ呼吸　130
口尖らし反射　31
グリップ　131
グループ　121, 122, 130
グループホーム　28
車椅子操作　100
クロイツフェルト-ヤコブ病　32

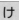

計画立案　44
経管栄養　34, 113
経口摂取　113
計算　54, 55
芸術療法　117
携帯電話　74
傾聴　40, 79
軽度者　106, 118, 129
軽度認知障害　5, 8, 10, 33
血圧　129
血液検査　8
血管性認知症　2, 8, 12
下痢　68, 70
原因疾患　36
幻覚　23, 25, 27, 55
言語　5
健康　43, 45
健康管理　66, 110
健康状態　38, 69
健康問題　95
言語聴覚療法　116
検査　42
幻視　25
現実見当識訓練　107, 117
幻聴　25
見当識課題　124

見当識障害　18, 47
健忘失語　19, 48
権利擁護　84

語彙　82
更衣　70
抗炎症的に作用　136
構音障害　33, 47
高カロリー食品　84
口腔機能　113
攻撃性　23, 56
高次ADL　103
高次脳機能障害　19
拘縮　70
拘縮予防　136
甲状腺機能低下症　4
高照度光照射装置　76
構成失行　19, 48
拘束　141
巧緻性　34
巧緻性評価　49
肯定的　78, 97, 133
行動　10, 58
行動異常・精神症状　14
行動観察　42
行動障害　56
行動症状　14, 23, 49
行動・心理症状　9
抗ドーパ剤　10
広範囲な脳障害　31
興奮　23, 26, 27, 55
高齢期　78
高齢者うつ尺度短縮版　56
誤嚥性肺炎　113
語義失語　48
呼吸機能改善　113
呼吸数　69
呼吸リハビリテーション　143
呼吸練習　130
国際老年精神医学会　23
固縮　34
個人差　115
語想起障害　48
骨格筋収縮　136

孤独　144
孤独感　116
誤認妄想　25, 27
誤反応　123
コミュニケーション障害　48
コリンエステラーゼ阻害薬　9
コンバート　11
混乱期　88

さ

座位　38
再生　17
再認　17
再評価　43
作業療法　116
酸素飽和度　129

し

支援　39, 43
視覚　45
視覚記銘　55
視覚指示　54
視覚認知　18
時間の見当識　54
視空間失認　19, 48
刺激　10, 58
自己一致　81
嗜好　42
思考速度　82
自殺念慮　9, 27
姿勢反射障害　49
施設　28
施設入所　72, 77
持続性注意　21, 47
自尊心　98, 114
失外套症候群　34
疾患別リハビリテーション　116
失見当識　75
失語　19
失行　19
失行・失認　105
失語・失行・失認　14
失語症　52
嫉妬妄想　25, 27

質問式　53
自伝的記憶　78
自発性　65
死亡率　94
社会性　46
社会的技術　64
社会的認知　5
社会的役割　103
若年期認知症　2
若年性認知症　1
収集癖　27
重症度　52
重錘　131
住宅改修　45, 73
羞恥心　110
重度者　141
重度認知症　141
周辺症状　14, 27
終末期　32, 34
10m歩行速度　48
手掌頤反射　31
手段的ADL　5
手段的自立　103
手段的日常生活動作能力　56
術後　44
受容　39, 81
受容期　88
受容的　116
障害受容のプロセス　87
状況対応　103
症候　14
症候学的診断　8
上肢機能　113
上肢機能運動　134
上肢の協調性テスト　49
症状経過　42
焦燥　26, 27
焦燥・興奮　24
情緒的な関心・記憶　64
常同行動　13, 27
情報収集　37
情報提供　42
上腕骨骨折　140
食行動異常　26, 27
食事摂取　38
食事摂取状況　45

食事摂取量　68
食事の支度　56
食事量　129
褥瘡　64, 70
職歴　100
ショック期　88
除皮質肢位　32
処方箋　38
初老期認知症　2
自立支援　59
心因性　9
腎盂炎　45, 68
神経学的症候　14
神経学的所見　29
神経細胞新生　96, 127
神経心理症候　14
神経認知領域　6
進行性核上性麻痺　2, 8
進行性非流暢性失語　13
進行度　52
診察　42
身体的自立　103
人的環境　72, 73, 77
人的交流　96
心肺機能　96
心拍数　69
信頼関係　40, 77
心理拮抗状態　78
心理症状　49

す

遂行機能　5
遂行機能障害　14, 20, 47, 105, 133
遂行機能障害症候群　47
水分・食事摂取量　62
水分摂取　67
水分摂取状況　45
水分摂取量　38
睡眠　26
睡眠時間　62
睡眠障害　39, 66, 68
睡眠状況　45
睡眠導入剤　69
睡眠不足　70
数字の逆唱　55

158

スキンシップ　82, 133
スクリーニング検査　42
スクワット　131
図形模写　54
ストレッチング　130, 134

せ

生活機能　103
生活機能障害　14, 22
生活空間　94
生活空間評価　56
生活の質　143
生活範囲　46
生活リズム　38
生活歴　42, 100
清潔　71
成功体験　118, 123, 134
脆弱性　94
精神機能　96
精神疾患　9
精神症状　14, 23
精神的ストレス　137
精神病症状　25
精神保健福祉法　89
性的逸脱行為　27
生命維持　103
生理的予備機能　94
声量　129
脊椎圧迫骨折　140
接し方・かかわり方　43, 45
摂食障害　27
説得　82, 134
セラバンド　131
前向性健忘　18
センサー　74
洗体・洗髪　70
全体的な運動機能　64
洗濯　56
選択性注意　21, 47
前頭側頭型認知症　2, 26, 32
前頭側頭型変性症　13
前頭側頭葉変性症　8, 13
前頭葉障害　29
せん妄　9

そ

総臥位時間　46, 63
想起　15
喪失感　79
喪失体験　79
ソーシャルネットワーク　57
相貌失認　19, 48
阻害因子　47, 137
即時記憶　17, 54
速歩　131
咀嚼・嚥下機能　34
尊厳　59, 80

た

対人交流　85
滞続言語　48
大腿骨頸部骨折　140
大腿骨骨幹部骨折　140
ダイナミックな運動　138
大脳基底核変性症　8
唾液過多　33
タクティールケア　117
多幸　55
多幸感　26, 27
他者との交流　46, 107, 120
脱衣　27
脱抑制　13, 27, 55
ターニングポイント　138
短期記憶　18
短期集中リハビリテーション　116
単語再生　55
段差昇降　131
短縮版 J-ZBI8　56
短縮版 LSNS-6　57
タンデム歩行　131
担当ケアマネージャー　44
段取りの障害　20

ち

地域支援事業　54
遅延再生　54, 55
知覚・認知　103
痴呆　1

着衣失行　19, 48
注意　18
注意障害　133, 136
中核症状　14, 48
中・重度者　109, 122, 133, 135
中枢神経　42
中枢神経障害　64, 105
中枢神経変性疾患　2
昼夜逆転　27
聴覚　45, 47
長期記憶　18, 63
徴候・症状　14
治療方針　42
治療薬の効果　52
陳述記憶　18

つ

通院頻度　45
継足歩行　131
つきまとい　27
机たたき　27

て

低栄養状態　70
定期受診　38
定型 ROT　107
抵抗　29, 31
抵抗症　31, 49
低次 ADL　103
手続き記憶　18, 63, 98, 109, 122, 127, 134
手の模倣　47
転換期　138
転倒　66, 138
転倒事故　100
転倒事故防止　138
転倒対策　139
転倒・転落事故　140

と

統合と絶望　78
橈骨遠位端骨折　140
動作維持困難　33, 49
疼痛緩和　143
導入的会話　52

159

動物介在療法　117
特定高齢者　70
時計の描画　47
時計描画テスト　55
取り繕い行動　17
トレーニングマシン　131

な
内的代償法　118
馴染みの関係　86

に
二重課題　132
日記　74
2秒歩行　131
入浴動作　70
入浴頻度　45
尿意　68
尿失禁　46, 66, 104
尿路感染症　68
認知　10, 58
認知課題　132
認知機能　44, 47
認知機能検査　8
認知機能障害　14
認知症　1
認知症介護研究・研修センター　58
認知症ガイドライン　2
認知症ケアマッピング　80
認知症高齢者　78
認知症高齢者の日常生活自立度　54
認知症診断　7
認知症の人のケアマネジメントセンター方式　58
認知症評価　42
認知症予防　54
認知症リハビリテーション評価票　43
認知と運動機能　5

ね
寝たきり防止　35

の
脳脊髄液検査　8
能力低下　34, 94
ノート　75

は
把握反射　29, 49
肺炎　44, 102
徘徊　23, 24, 27, 68, 76
バイタルサイン　38
排痰　113
排尿　38
排尿・排便　62, 68
排便　38
廃用症候群　66, 95, 102, 136, 141
廃用症候群予防　135
パーキンソニズム　34
パーキンソン　49
把持　15
場所の見当識　54
パーソンセンタードアプローチ　81
発熱　70
バランス　34
バランス機能　48
バランス練習　130
バリデーション　116
バリデーション療法　117
反響言語　48
反抗　85
判断　82
ハンチントン舞踏病　2
反復言語　48

ひ
悲哀　27
ピアサポート　89
被害妄想　25, 27
非陳述記憶　18
否定　82
非定形ROT　107
否認期　88
火の不始末　74
非薬物治療　9, 42

非薬物療法　10, 58, 116
評価配分　43
病的反射　48, 64
非流暢性失語　13, 48
疲労　70
頻尿　112

ふ
不安　23, 26, 27, 55
不衛生　38, 114
不穏　27, 136
腹圧　112
複雑性注意　21
複雑な注意　5
復唱　54
福祉用具　45, 73, 75
腹部臓器　112
服薬管理　56, 66
服薬状況　45
服薬トラブル　70
不潔行為　27
浮腫　70
腹筋運動　131
物品呼称　54
物理的環境　72, 77
不眠　27
プライミング　18
振り返り現象　53
フレイル　34, 94
プログラム立案　43
文章作成　54
分配性注意　21, 47

へ
併存疾患　34, 94
ヘルスケア　95
便秘　68, 70
便秘症状　62

ほ
防衛　85
暴言　27
暴言・暴力　24
膀胱炎　68
暴力　27, 85
歩行可能　99

歩行器　135
歩行能力　38, 96
歩行パフォーマンス　34, 49, 128
歩行不安定　100
歩行不可能　45
保護伸展反射　140
保続　13, 33, 49, 136

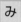
ミオカイン　69, 136
眉間反射　31
脈拍　129

む
無為　23
無関心　55
無気力　23
無条件の肯定的受容　81
6つのコンセプト　133

め
メモ　74, 121
メモリーエイド　45, 74, 75, 109, 118, 121
面接　39

も
妄想　23, 25, 27, 55
妄想的観念　56
目的　99
目標設定　43
文字抹消テスト　120

物盗られ妄想　25, 27
物忘れ　15
模倣　134
問診　39

や
夜間行動異常　26, 27
夜間せん妄　27, 75
薬剤性の認知症　4
薬物治療　9
薬物療法　9
役割　37, 98, 114, 116, 118
役割活動　125

ゆ
夕暮れ症候群　27, 68, 75
有酸素運動　131
有病率　2
遊離型　144
ユニット型式　72
指しゃぶり　27
ユーモア　64, 120

よ
要介護高齢者　85, 94
要介護度　44
擁護　73
陽性症状　137
抑うつ　23, 26, 27
抑うつ気分　26
横歩き　131
予後予測　45

濫集　27

り
リアリティオリエンテーション　116, 123
離床時間　113
リスク管理　128
リーチテスト　49
立位　38
立証主義　52
リバート　11
リハビリテーション計画　43
リハビリテーション評価　43
利用者本位　59
倫理観　80

れ
レクリエーション　116
レクリエーション療法　117
レビー小体型認知症　2, 12, 32
連合野　19

ろ
老年期認知症　2
老年症候群　66
老年性認知症　1
老年痴呆　1
弄便　27, 112

欧文索引

A
AD 2, 8, 54, 55
ADL 20, 22, 44, 47, 103
ADNI 53
Alzheimer 病 8
Alzheimer's disease 2
American Psychiatric Association 5

B
BADS 20, 47
BEHAVE-AD 56
behavioral and psycological symptoms of dimentia 9
behavioral assessment of dysexecutive syndrome 20
behavioral pathology in Alzheimer's disease rating scale 56
BPSD 9, 23, 44, 49, 64, 72, 83, 96, 100, 105, 106, 123, 133, 136, 144

C
CBD 8
CDR 53, 54
CDT 55
CJD 8
Clinical Dementia Rating 54
clinical inertia 142
Clock Drawing Test 55
comorbidity 34, 94
Creutzfeldt-Jakob 病 8

D
declarative memory 18
dementia 1
dementia with Lewy bodies 2
disability 34, 94
DLB 2, 8, 34, 54, 55
DSM-5 5, 22, 104
DT 132
dual task 132

E
early on set dementia 1
episode memory 18

F
FAB 20
fitness 127
forced groping 29
frailty 34, 94
Frontal Assessment Battery 20
frontotemporal dementia 2
FTD 2
FTLD 8, 48

G
GDS-S 53, 56
gegenhalten 31, 49, 64, 85, 136
GPS 機能 74
grasp reflex 29

H
HD 2, 8
HDS-R 47, 55
Huntington 病 8
Huntington's disease 2
hypertonia 31

I
IADL 5, 20, 22, 44, 47, 56, 103, 106
IADL/ADL 63
IC レコーダー 121
immediate memory 17
International Psychogeriatric Association 23
IPA 23

L
late on set dementia 1
Lawton 103
Lewy 小体型認知症 8
Life-Space Assessment 56, 94
Logical Memory Test 53
long-term memory 18
LSA 46, 56, 94
LSNS 46, 57
Lubben Social Network Scale 57

M
major neurocognitive disorder 5
MCI 8, 10, 118
MI 49
mild cognitive impairment 10
mild neurocognitive disorder 5
Mini-Mental State Examination 54
MMSE 47, 53, 54, 104
MMT 48
motor impersistence 33
muscle tonus 31

N
NCGG-FAT 54
neurocognitive disorder 5
Neuropsychiatric Inventory 24, 55
NMDA 受容体拮抗薬 9

non-declarative memory 18
NPI 24, 49, 55
NPI-D 56
NPI-NH 56
NPI-Q 56
nuchocephalic reflex 29

paratony 31, 32
peeking 33
peer 89
peer support 91
performance 127
perseveration 33
person-centered care 79, 83
Physical Self-Maintenance Scale 56
PNFA 19
priming memory 18
procedural memory 18

progressive supranuclear palsy 2
PSMS 56
PSP 2, 8

QOL 86

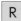

Reality Orientation Training 107
recall 15
recent memory 17
registration 15
remote memory 17
retention 15
rigidity 32
RO 116, 123
ROT 107

SD 19, 48

semantic memory 18
senile dementia 1
short-term memory 18
SpO_2 129
support 89

TMT 20, 47
Trail Making Test 20, 120
treatable dementia 3, 37, 44
TUG 48

V

VaD 2, 8
vascular dementia 2

Zarit Caregiver Burden Interview 56
Zarit 介護負担尺度 56
ZBI 56

著者略歴

金谷さとみ

社会医療法人博愛会菅間記念病院在宅総合ケアセンター　センター長
病院のリハビリテーション科に従事した後，地域保健活動等にかかわる．1995年介護老人保健施設パステルヴィレッジ小野の副施設長となり，2006年現職に就く．主な活動として日本理学療法士協会理事，全国介護老人保健施設協会管理運営委員（リスクマネジメント部会），日本訪問看護振興財団評議員，理学療法ジャーナル（医学書院）編集委員，主な著書に『標準理学療法学専門分野・地域理学療法学第4版』（共編著，医学書院，2017）などがある．社会医学技術学院理学療法学科，東北大学大学院医学系研究科医科学専攻博士課程修了（1958年福島県生まれ）

|検印省略|

認知症の標準的解釈と
リハビリテーション介入

定価（本体 3,000円 + 税）

2017年5月3日　第1版　第1刷発行

著　者　　金谷 さとみ
発行者　　浅井 麻紀
発行所　　株式会社 文光堂
　　　　　〒113-0033　東京都文京区本郷7-2-7
　　　　　TEL（03）3813-5478（営業）
　　　　　　　（03）3813-5411（編集）

©金谷さとみ, 2017　　　　　　　　印刷・製本：広研印刷

乱丁, 落丁の際はお取り替えいたします.
ISBN978-4-8306-4555-6　　　　　　　　Printed in Japan

- 本書の複製権, 翻訳権・翻案権, 上映権, 譲渡権, 公衆送信権（送信可能化権を含む）, 二次的著作物の利用に関する原著作者の権利は, 株式会社文光堂が保有します.
- 本書を無断で複製する行為（コピー, スキャン, デジタルデータ化など）は, 私的使用のための複製など著作権法上の限られた例外を除き禁じられています. 大学, 病院, 企業などにおいて, 業務上使用する目的で上記の行為を行うことは, 使用範囲が内部に限られるものであっても私的使用には該当せず, 違法です. また私的使用に該当する場合であっても, 代行業者等の第三者に依頼して上記の行為を行うことは違法となります.
- [JCOPY]〈出版者著作権管理機構 委託出版物〉
  本書を複製される場合は, そのつど事前に出版者著作権管理機構（電話03-3513-6969, FAX 03-3513-6979, e-mail : info@jcopy.or.jp）の許諾を得てください.